保健指導で高血圧パラドックスの解消へ

―保健指導の現場の疑問に答える―

編著 菱田 明 伊藤 貞嘉 熊谷 勝子

執筆者一覧

編著　　　菱田　明　　　浜松医科大学名誉教授，日本腎臓学会元理事長

　　　　　伊藤 貞嘉　　　東北大学名誉教授，日本高血圧学会前理事長

　　　　　熊谷 勝子　　　保健活動を考える自主的研究会代表

特別寄稿　矢島 鉄也　　　千葉大学客員教授（医療政策学），元厚生労働省健康局長

　　　　　野村 善博　　　味の素株式会社アミノサイエンス事業本部アミノ酸部

　　　　　中川 直樹　　　旭川医科大学内科学講座循環・呼吸・神経病態内科学分野

コラム欄　医師

　　　　　磯崎 泰介　　　いそざきファミリークリニック（静岡県浜松市）

　　　　　今澤 俊之　　　国立病院機構千葉東病院腎臓内科

　　　　　木村 健二郎　　JCHO東京高輪病院

　　　　　成瀬 正浩　　　玉名第一クリニック（熊本県玉名市）

　　　　　宮崎 正信　　　宮崎内科医院（長崎県長崎市）

　　　　　安田 千里　　　浜松医科大学リハビリテーション科

　　　　　山縣 邦弘　　　筑波大学医学医療系腎臓内科学

　　　　　保健師

　　　　　保健活動を考える自主的研究会（代表 熊谷 勝子）

謝辞

　この本を作るに際し，上に掲載させていただいた以外にも多くの方々の協力がありました。

　本書は，「保健活動を考える自主的研究会」の保健師さん・管理栄養士さんの参加なくして完成することはありませんでした。発端となった「高血圧住民アンケート」，「高血圧かかりつけ医アンケート」の実施には多くの皆さんの参加をいただきました。また，日常の保健指導のなかで接する住民の意見や質問を寄せていただき，さらに，質問への回答案に対して多くの疑問や意見をいただき，より内容の濃いものとなりました。

　医学的内容については，執筆者の皆さん以外にも福島労災病院　渡辺　毅 先生，岩手医科大学腎・高血圧内科　旭　浩一 先生からご意見をいただき，より正確な内容になりましたこと，深謝いたします。

序 文

　高齢化社会において健康長寿の達成は国民の多くが望むことである。健康長寿達成のうえで最も大切なことは高血圧の予防であり，高血圧患者の血圧の適切な管理である。というのは，高血圧が「死亡や寝たきり」の大きな原因である脳卒中や心臓疾患の最大の危険因子であるからである。

　高血圧管理に関連して，適切な生活習慣を維持することの大切さは広く認識されており，また，有効な降圧薬も多く使用できる状況にあるにもかかわらず，特定健診受診者の4人に1人は高血圧と判断されるレベルにあり，その半数以上は降圧薬を服用していない。さらに，降圧薬を服用している人であっても40％近くが特定健診時の血圧は高血圧レベルである。このように，日本人の血圧管理の実態は期待される状態と大きく乖離しており，高血圧パラドックスと言われている。

　こうした状況を改善する一助として，「保健活動を考える自主的研究会(以下，自主的研究会)」は，特定健診時の血圧がⅡ度以上の高血圧であった受診者1,692名に「降圧治療に対してどう考えているか」など，アンケートを行った。その結果，高血圧を改善する必要性への認識が弱い方が少なくないことや，「降圧薬内服に対する強い抵抗感」をもっておられる人の多いことなどが浮き彫りにされた。このアンケートの作成と解析に関係した筆者は，住民と医療者側の間には「高血圧に対する認識」に大きなギャップがあること，そのギャップは，単に「高血圧は健康長寿の敵です」とか「降圧薬を飲みましょう」という呼びかけだけでは埋められないであろうということを，改めて強く感じさせられた。

　高血圧パラドックスの解消には，住民の「高血圧に対する考え方」や「高血圧治療への疑問や誤解」に真面目に向き合い，住民自身が高血圧治療に積極的に向き合う状況を作ることが必須と考えられる。

　本書は，アンケートのなかで出された住民の高血圧に関する意見・疑問を取り上げ，それらに対する回答を，保健指導にあたる保健師さん・管理栄養士さんを通じて住民に還元できる学習資材として企画された。また，本書作成の過程で，保健師・管理栄養士の皆さんからも保健指導の現場で遭遇する疑問が多く提出された。そのため，それらの疑問にも答えることのできる内容とした。

　本書の内容は，高血圧学会の作成した高血圧治療ガイドライン2019(以下，ガイドライン)の考え方を基本としている。しかし，住民や保健師さん・管理栄養士さんの疑問のなかには，ガイドラインのなかに明確な回答が書かれていない疑問も多くある。また，ガイドラインの記述の内容を住民や保健指導にあたる方々が理解しやすいよう，解説を加える必要があることも少なくない。そのため，本書の内容には高血圧治療ガイドライン2019を踏まえながらも，他の診療ガイドラインや公表されている論文，ネット情報などをもとに，筆者の責任で執筆している部分も多い。できるだけ明確なエビデンスに基づく記載を心がけたが，エビデンスレベルに支えられた回答が見つからない疑問については，「保健指導の現場で，専門家としてベターな選択を住民に提示できる」よう，筆者の考え方を記載させていただいた。個人的見解による誤りを少なくするため，高血圧に関して造詣の深い方々の意見を求めたが，内容に関する責任は筆者にある。

　本書を作成する過程で，自主的研究会による「高血圧かかりつけ医アンケート」が行われた。これは，「高血圧住民アンケート」の結果についてかかりつけ医の先生方の意見を聞いたものであるが，この結果からは，高血圧管理の最前線で頑張っておられるかかりつけ医の先生方も，高血圧患者の管理に苦労されている実態が明らかにされた。高血圧管理の実態の改善を目指すうえで，保健指導の現場での疑問に答える本への期待は大きいと感じさせられ，本書刊行への大きな支えとなった。

　本書の作成のきっかけとなった「高血圧住民アンケート」，「高血圧かかりつけ医アンケート」に協力いただいた住民・かかりつけ医の皆さん，自主的研究会の保健師・管理栄養士の皆さん，本書の原稿をレビューし意見をくださった医師，保健師，管理栄養士の皆さんに感謝したい。

　本書が，保健指導や，医療の現場で高血圧患者の指導にあたる医師，保健師，管理栄養士，看護師，薬剤師の皆さんの参考になり，住民と医療者が共通の認識で高血圧対策に向かうことができるようになること，その結果，日本における高血圧パラドックスの解消の一助になることを期待したい。

2020年3月

菱田　明

序 文

—ワンチーム—

　2019年に日本で開催されたラグビー・ワールドカップは大変盛り上がりました。「ワンチーム」の合言葉のもとに全員が死力を尽くす日本チームの姿と活躍は「勇気と感動と未来」を示してくれました。そして，「ワンチーム」が流行語年間大賞(2019年)に選ばれたことは大いに納得できます。

　日本は少子高齢化で世界の先頭を切っています。平均寿命は男性約81歳，女性約87歳ですが，自立した生活ができる健康寿命は男性で平均72歳，女性は平均75歳です。これらのギャップの期間(男9年，女12年)は何かしらの支援を受ける必要があります。わが国の要介護者数も増加を続けており，現在では600万人を超えています。このような状況から，わが国の医療・介護費は増大し続けて，大きな社会的問題となっています。

　要介護になる原因としては，脳卒中，心不全，認知症と高血圧関連の疾患が約40％を占めます。しかし，わが国の高血圧管理の実態は深刻です。4,300万人の高血圧患者がおり，その半分しか治療を受けておらず，血圧が140/90未満にコントロールされているのは，さらにその半分となります。高血圧の診断や治療法はとても進歩しているのに，高血圧が死亡や要介護の最も大きな要因となっており，高血圧パラドックスといわれています。高血圧は自覚症状もないため治療がおろそかになりやすく，また，血圧管理に重要な減塩も難しいことが大きな原因です。解決策は「ワンチーム」です。住民を啓蒙し，保健師などが地道に活動してかかりつけ医につなぎ，さらに産業界の参入により，手ごろな値段の美味しい減塩商品を開発するなど，多くの立場の違った人々が国民の健康増進と健康寿命の延伸のために，ワンチームになることが不可欠です。

　日本高血圧学会は高血圧治療ガイドラインを改訂し2019年4月に刊行しました。今回のガイドラインでは新たに「高血圧管理の向上に向けた取り組みと今後の展望」と題した章を加え，多職種連携の重要性を強調しました。高血圧などの生活習慣病はその名の示すとおり，個人個人の生活に密接に関連しており，地域の実情や個人個人の生活に合わせた対策をしなければ効果が上がりません。医師・看護師・保健師・管理栄養士・薬剤師などの多職種連携とともに，行政，マスコミ，学協会や産業界のコミットメントも不可欠です。そして何より，地域住民を巻き込んだ活動にする必要があります。

　本書は「保健活動を考える自主的研究会(熊谷勝子代表)」の活動から生まれました。実際に地域住民と向き合っている際に生じたさまざまな疑問や具体的な説明などが現場の立場からわかりやすく記載されています。本書が地域住民の保健指導・栄養指導や多職種間の連携に活用され，高血圧の予防や管理の向上につながることを期待しています。

2020年3月

伊藤 貞嘉

本書への期待

　本書は「保健活動を考える自主的研究会(以下，自主的研究会)」の保健師・管理栄養士の活動のなかから生まれました。

　きっかけは2016年日本高血圧学会総会の会長企画「高血圧ガイドラインを住民のものに」でした。伊藤貞嘉会長の提案によるこの企画は，「高血圧患者の診療に携わる医師」と「保健活動のなかで住民の高血圧対策に努める保健師・管理栄養士」とが一堂に会し，「高血圧治療ガイドラインに示される高血圧との向き合い方を住民に届けるために何をすべきか」を話し合おうというものでした。この企画は2年後の日本高血圧学会総会でも再び行われました。

　2回の日本高血圧学会での討論に向けて，自主的研究会は「住民は血圧が高いことをどう考えているか」をより深く理解しようとして「高血圧住民アンケート」を行いました。また，「住民の高血圧管理が悪い現状について，かかりつけ医はどう感じているか」を知ろうとして，「高血圧かかりつけ医アンケート」を行いました。これらのアンケート結果を踏まえ「住民の高血圧に対する考え方に耳を傾け，それらに真正面から向き合う必要がある」ことや「地域での，医師とメディカルスタッフとの連携が必要である」ことを改めて実感し，会長企画で発表しました。

　保健活動の現場で住民の声に耳を傾ける中，「血圧は常に変動していてどれが本当の血圧かわからない」，「降圧薬は一生飲まなければならないので飲みたくない」，など基本的で具体的な多くの疑問に直面しました。こうした疑問にどう対応すべきか議論を行うなか，自主的研究会は，協力する医師の参加を得てQ&A形式の学習資材を作成し学習を重ねてきました。

　今回，「高血圧治療ガイドライン2019」が発表されたのを機会に，この学習資材を新しいガイドラインを反映した内容に改訂するとともに，医書として刊行することとしました。というのは，本書がより多くの保健師・管理栄養士の学習資材として利用されること，地域の医療連携を推進する共通の参考資料となることを期待したからです。

　現在，国・自治体は，メタボリックシンドローム，脂質異常症，糖尿病対策とともに高血圧対策を通じて，脳心血管病，糖尿病性腎症による透析導入などの減少を目指しています。本書が，高血圧の保健指導・栄養指導の充実，医師・保健師・管理栄養士を含む多職種の医療連携の推進に役立ち，住民の高血圧の減少につながることを願ってやみません。

2020年3月

熊谷 勝子

　保健活動を考える自主的研究会は「住民の役に立つ存在でありたい，住民のために戦略を立てられるようになりたい」と思う保健師，管理栄養士などが自主的に集まり，学習と実践を積み重ねている組織です。公的な組織ではありません。年間6回の全国学習会(保健師3回，管理栄養士3回)のほか，全国各地で学習会を開催しています。学習内容や運営方法に厳密なルールを設けず，各々の実態に応じて，自由に学習しているのが特徴です。2019年4月現在，4,631名の保健師・管理栄養士・医師・看護師が会員となっています。

目次

第6章　高血圧治療で期待されること

第7章　高血圧との向き合い方―全体像を理解する―

第8章　生活習慣の修正―総論―

第9章　生活習慣の修正―減塩―

第10章　生活習慣の修正―肥満対策―

第11章　生活習慣の修正―運動―

第12章　降圧薬による高血圧治療

SUMMARY

高血圧が脳卒中や心筋梗塞の発症を介して，寝たきりの生活や死亡の原因になることは，広く知られている。また，食塩摂取制限や適正な体重維持，運動などの生活習慣が高血圧の予防に有効であること，生活習慣の修正と降圧薬の服用によって，ほとんどの高血圧の適正な管理が可能であることもよく知られるようになってきた。

実際，過去50年間に日本人の高血圧治療率は増加し，降圧薬を服用している者のなかでの高血圧管理率（収縮期血圧140 mmHg未満かつ拡張期血圧90 mmHg未満）も著しく改善している（1章-1）。しかしながら，2016年においても高血圧でありながら降圧薬を服用していない者の割合は30〜60％と高く，降圧薬を服用していても血圧が目標のレベルに管理されていない人の割合が50％を超えているというのが高血圧管理の現状である。

高血圧治療ガイドライン2019によると，NIPPON DATA 2010による「高血圧でありながら，高血圧であることを認識していない人の割合は33％である」という報告などを参考に，「我が国の高血圧の患者4,300万人のうち，3,100万人が管理不良（140/90 mmHg以上）である」としている（1章-2）。

高血圧の悪影響が広く認識され，高血圧を適切に管理することが可能になってきたにもかかわらず，高血圧患者の多数が適切なレベルの血圧に管理されていない状況は高血圧パラドックスといわれる。パラドックスとは，「正しそうに見える前提と，妥当に見える推論から，受け入れがたい結論が得られる事を指す言葉」（Wikipedia）として用いられている。「高血圧の予防と血圧管理が容易になっている」今の日本において，何故，高血圧管理の状況がこれほどまでに悪いのであろうか。「日本人の死亡や要介護」の主要な原因となっている脳卒中や心臓病の多くが高血圧によって引き起こされていることを考えると，高血圧パラドックスの解消は緊急の課題である。

特定健診時に測定した血圧がⅡ度以上の高血圧であった住民に対して行ったアンケート（1章-4，巻末付表1）の結果は，「高血圧と高血圧治療について，住民の十分な理解を得る」ことの難しさや，生活習慣修正の実践の難しさなどを明確に示している。そのことは，単なる「高血圧を治療しましょう」，「降圧薬を飲みましょう」，「減塩しましょう」，「運動しましょう」といった一般的な声掛けを増やすことだけでは，高血圧パラドックスが解消されないであろうことを示唆している。住民の考えていること，疑問に思っていることに踏み込み，住民自身が高血圧治療ガイドラインの示す方針を納得して実践できるように，かかりつけ医とメディカルスタッフが連携し努力していくことが必要であろう。また，「高血圧治療に関する医師アンケート」（巻末付表2）の結果は，かかりつけ医の多くもメディカルスタッフとの連携を求めていることを示している（1章-5）。

性・年齢階級別の高血圧治療率，管理率の年次推移（1980 〜 2016年）

（第3次循環器疾患基礎調査（NIPPON DATA80），第4次循環器疾患基礎調査（NIPPON DATA90），第5次循環器疾患基礎調査．平成22年国民健康・栄養調査．平成28年国民健康・栄養調査［すべて1回目の血圧測定値を使用］）

高血圧治療率の年次推移（1980〜2016年）

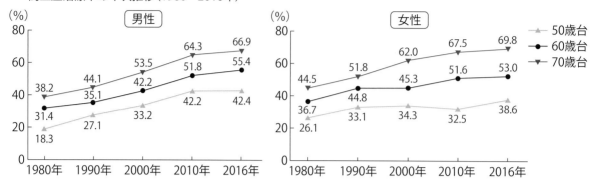

高血圧管理率の年次推移（1980〜2016年）

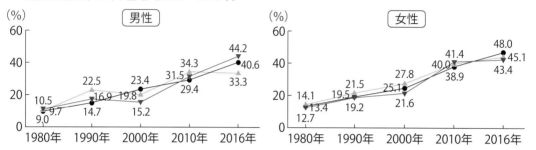

高血圧治療率：高血圧者のなかで降圧薬を服用している者の割合
高血圧管理率：降圧薬を服用している者のなかで収縮期血圧140 mmHg未満かつ拡張期血圧90 mmHg未満の者の割合
（日本高血圧学会高血圧治療ガイドライン作成委員会：高血圧治療ガイドライン2019，ライフサイエンス出版，p8図1-4，2019）

　高血圧治療ガイドライン2019は「我が国の高血圧者の推計数は計4,300万人であった．うち，3,100万人が管理不良（140/90 mmHg以上）であり，そのうち自らの高血圧を認識していないものが1,400万人，認識しているが未治療の者が450万人，治療を受けているが管理不良の者が1,250万人と推計された」としている（図）。

図　わが国の高血圧有病者，薬物治療者，管理不良者などの推計数（2017年）

高血圧有病者4,300万人
血圧140/90 mmHg以上の国民3,100万人

有病率，治療率，コントロール率は2016年（平成28年）国民健康・栄養調査データを使用
人口は平成29年推計人口。認知率はNIPPON DATA2010から67%として試算
高血圧有病は血圧140/90 mmHg以上または降圧薬服薬中，コントロールは140/90 mmHg未満
（日本高血圧学会高血圧治療ガイドライン作成委員会：高血圧治療ガイドライン2019，ライフサイエンス出版，p10図1-6，2019）

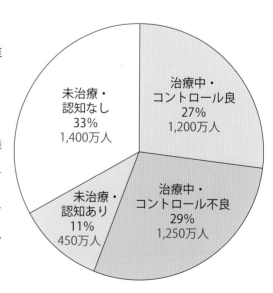

1章-3　特定健診結果にみる「高血圧パラドックス」の実態

それぞれの県市町村は国保特定健診データから，それぞれの県市町村の高血圧パラドックスの実態を見ることができる。筆者が，県や市の保健師から得たデータでは，多くの県・市のレベルでは，特定健診受診の4人に1人が高血圧（20人に1人がII度以上の高血圧）であり，健診時に高血圧であった人のなかで降圧薬を服用している人は40%前後にとどまる。また，健診受診者のなかで降圧薬を服用していた人の健診時高血圧は3人に1人程度である。

身近な県市町村のデータは，特定保健指導にあたっている保健師，管理栄養士はもちろん，かかりつけ医にとっても，それぞれの地域での高血圧パラドックスを実感できる材料となる。

1章-4　高血圧住民アンケート

高血圧パラドックスの解消の一助として，保健活動を考える自主的研究会は「高血圧者の治療の実態」，「高血圧に対する考え方」，「降圧薬に対する抵抗感」，「生活習慣の是正への意識と実践の困難さ」などを明らかにする目的で，特定健診でII度以上の高血圧（≧160/かつ・または/≧100）であった受診者に対してアンケートを実施し，全国1,692人から回答を得た（巻末付表1）。

問1の「高血圧の薬を飲んでいますか」に対する回答では，降圧薬服薬中の人は41.0%にすぎず，前述の国保特定健診での結果の42.4%とほぼ同じ結果であった。降圧薬を服用していない58.4%のなかで「高血圧であることを知らなかった」人は5.7%にすぎず，ほとんどは高血圧であることを知りながら服用していないという実態が明らかとなった。

さらに，高血圧に対する考え方を探る目的で，「健診時の自分の血圧が高値であったことについてどう考えるか」（問8）（複数回答あり）を聞くと，「もう少し下げたい」との回答は40%程度しかなく，「体の調子が悪くないので気にならない」（28.4%），「普段は高くないので気にならない」（27.5%），「測るたびに血圧は変わるので気にしない」（14.8%）など，健診時II度以上の高血圧であったことに対する危機意識を感じさせない回答が目立った。

また自由記述のなかには，「若い頃から高めと言われているから気にしない」，「人にはいろいろ体質があり，自分にはこの血圧が必要」，「年をとっているのだから当たり前」など，「高血圧治療をしなくて良い」との確信を抱いていることを示す意見もいくつかみられた。

「高血圧でありながら降圧薬を服用しない理由」に関連して，「降圧薬を飲むことを中断した理由」（問3）や，「生活習慣を是正しても高血圧であるときには降圧薬で下げるのが良いとする考え方についての意見」（問10）などの問いに対する解答からは，「血圧が下がったから中止した」，「降圧薬の副作用に対する心配」など，降圧薬に対する誤解や抵抗感の強さが表れている。

このアンケートの結果からは，自らの高血圧状態に対して「それでよい」とする考えや，「高血圧治療」についての疑問・誤解は根深く，高血圧の住民に対して，単に「高血圧ですから受診してください」とか，「降圧薬を飲んでください」という呼びかけでは「高血圧管理の悪さの現状を変えることはできない」ということが実感される。

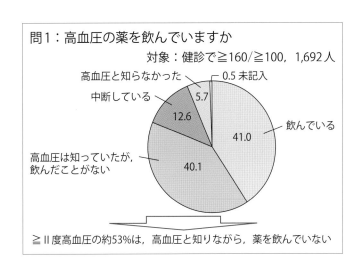

問1：高血圧の薬を飲んでいますか
対象：健診で≧160/≧100，1,692人

- 高血圧と知らなかった　5.7
- 0.5 未記入
- 中断している　12.6
- 飲んでいる　41.0
- 高血圧は知っていたが，飲んだことがない　40.1

≧II度高血圧の約53%は，高血圧と知りながら，薬を飲んでいない

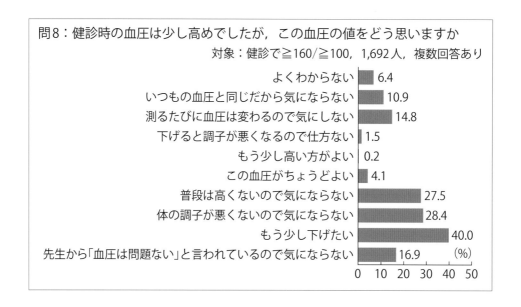

問8：健診時の血圧は少し高めでしたが，この血圧の値をどう思いますか

対象：健診で≧160/≧100，1,692人，複数回答あり

項目	%
よくわからない	6.4
いつもの血圧と同じだから気にならない	10.9
測るたびに血圧は変わるので気にしない	14.8
下げると調子が悪くなるので仕方ない	1.5
もう少し高い方がよい	0.2
この血圧がちょうどよい	4.1
普段は高くないので気にならない	27.5
体の調子が悪くないので気にならない	28.4
もう少し下げたい	40.0
先生から「血圧は問題ない」と言われているので気にならない	16.9

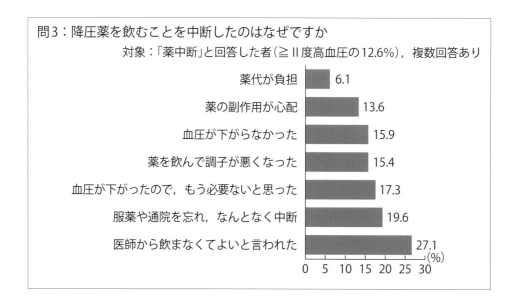

問3：降圧薬を飲むことを中断したのはなぜですか

対象：「薬中断」と回答した者（≧Ⅱ度高血圧の12.6％），複数回答あり

項目	%
薬代が負担	6.1
薬の副作用が心配	13.6
血圧が下がらなかった	15.9
薬を飲んで調子が悪くなった	15.4
血圧が下がったので，もう必要ないと思った	17.3
服薬や通院を忘れ，なんとなく中断	19.6
医師から飲まなくてよいと言われた	27.1

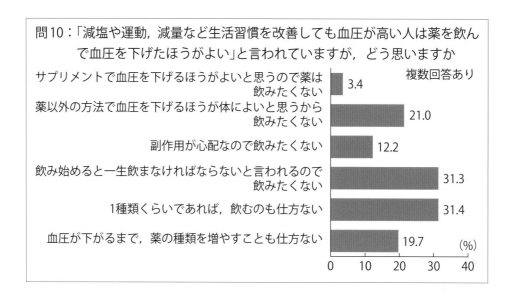

問10：「減塩や運動，減量など生活習慣を改善しても血圧が高い人は薬を飲んで血圧を下げたほうがよい」と言われていますが，どう思いますか

複数回答あり

項目	%
サプリメントで血圧を下げるほうがよいと思うので薬は飲みたくない	3.4
薬以外の方法で血圧を下げるほうが体によいと思うから飲みたくない	21.0
副作用が心配なので飲みたくない	12.2
飲み始めると一生飲まなければならないと言われるので飲みたくない	31.3
1種類くらいであれば，飲むのも仕方ない	31.4
血圧が下がるまで，薬の種類を増やすことも仕方ない	19.7

問11：高血圧では，食塩摂取量を減らすことが勧められていますが，減塩について
どう思われますか

対象：健診で≧160/≧100，1,600人

項目	回答数	割合(%)	割合*(%)
減塩をしている	1,090	68	
減塩をすると元気がなくなる気がしてしたくない	53	3	10
減塩食では美味しくないので実行に移せない（できない）	234	15	46
自分で食事を作らないので減塩ができない（「外食が多い」も含む）	121	8	24
減塩をしたいがどうしたらよいかわからない	102	6	20

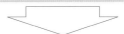

個々人の事情を考慮した適切なアドバイスが求められる

＊：減塩をしていない人（1,600−1,090＝510人）のなかの割合

問13：「定期的に運動をする」と血圧が下がるとされていますが，運動についてどう
思いますか

対象：健診で≧160/≧100，1,613人

項目	回答数	割合(%)	割合*(%)
運動は定期的に行っている	678	42	
運動をした方がよいと思うが，運動をする暇がない	360	22	39
運動はした方がよいと思うが，面倒で運動の時間を取っていない	302	19	32
運動をしたいが，膝（その他）が痛くて運動ができない	210	13	22
運動をすることで血圧が下がるとは思わないので運動をしようとは思わない	63	4	7

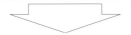

個々人の事情を考慮した適切なアドバイスが求められる

＊：定期的に運動をしていない人（1,613−678＝935人）のなかの割合

また，減塩，減量，運動などが高血圧を改善する生活習慣であるとの認識はありながら，実践が難しい現状も浮き彫りにされた（問11, 13）。個人の実情を踏まえた生活指導が求められていることも強く示された。

生活習慣の修正を進めるうえでは，単なる「減塩しましょう」，「運動しましょう」といった一般的なキャンペーンを超えて，個々の住民の事情を理解したうえでの具体的なアドバイスが必要なことが実感される。

1章-5　高血圧かかりつけ医アンケート

「かかりつけ医が高血圧患者の診療において困っていること」を知ることを目的に，保健活動を考える自主的研究会の保健師・管理栄養士がかかりつけ医を対象に，全国1,129人を訪問して行った。アンケート結果（巻末付表2）からは，アンケートに答えたかかりつけ医の約85％は高血圧診療になんらかの困難を抱えていること，住民の高血圧に対する正しい理解が深ま

らないこと，家庭血圧測定の普及が思うように進まないこと，減塩など生活習慣の修正のための指導の時間や学習教材の不足，降圧薬の服用への拒否感，自己中断，降圧薬を服用しても適正な血圧に管理できない患者の存在，など多くの問題を感じていることが明らかにされた（14章 特別寄稿3）。

保健師の立場から高血圧パラドックス解決に取り組む

住民主体の予防活動を実践するために

　　　　高血圧パラドックスは，住民自身が自分の血圧の問題に気づき，今の身体の状態を理解し，解決しようという気にならなければ解決しないでしょう。健康問題を解決する主体は当事者である住民自身ですから，保健指導＝生活指導と考えるのではなく，住民の「自ら気づき，理解し，解決していこう」という思考過程を支える教育的な営みとして，保健指導を考えることが大切だと思います。

自分の身体の中でおこっていることをイメージできるように伝える

　　　　そのためには，まず保健師自身が「高血圧を早期に発見し，治療することの大切さ，そのために住民ができること」を十分理解することが大切であり，理解したことを，住民が納得できるよう伝えられることが重要です。

　　　　学んだことを，知識のレベルでそのまま伝えても住民の理解を得ることは難しいでしょう。知識の押し売りは住民のやる気をなくし，保健師から離れていくことにもなりかねません。

　　　　健診データを見ながら，そのデータを入り口として，住民の身体におきていることを具体的にイメージしてもらい，「高血圧を治療しよう，頑張ってみよう」と解決の方向に気持ちを向けてもらうことが，保健指導の大切な目標となります。住民が自分のこととしてイメージしやすいように伝えることが大切でしょう。実際，腎臓の働きや構造を具体的にイメージできた住民は，「腎臓を大事にしよう」と言ってくれます。

住民が理解しにくいところを学ぶ

　　　　住民が理解しやすいように伝えるには，目の前の住民がどのような体験をしてきたのか想像しながら，その人がイメージしやすいような言葉に置きかえて説明することが大切だと思います。住民にとってみると初めて聞く言葉がたくさんあるでしょうから。わからないところを聞いてくれたら大成功です。「わからない」と言われ，相手にわかるように説明できる自信がなければ，「勉強してまたきます」と言って帰ってくればそれもよいでしょう。長い付き合いのなかで理解してもらうという姿勢で，住民の話を聞き，住民が自ら考えてみようという気をおこさせることが大切なのですから。

　　　　そうした対話のなかで，学んだ知識をどう伝えたらイメージしやすくなるか，どのような学習資料が必要かを考え，試してみる。この過程を繰り返すことで住民の理解につながり，保健師にとっても保健指導の力量形成につながります。

効果的な学習教材が重要

　　　　住民の気づきや納得を支援するためには，学習教材が重要です。それは単に高血圧は脳卒中の危険性が高いなど疫学的データを示すことではないでしょう。たとえば「100人のうちの4割の人が脳卒中をおこす」と言われても，「自分はならないほうに入る」と考える住民も少なくありません。

　　　　住民との対話のなかから，どのような資料を作れば理解してもらえるのか，納得してもらえるのかを考え，学習教材を修正し続けることができれば，住民の疑問や意識の流れに沿った学習教材となり，住民の意識が変わり，行動変容へと向かう可能性が出てきます。

　2019年9月，首相官邸に「全世代型社会保障検討会議」が設置され，人生100年時代に向けた医療・介護のあるべき姿と給付・負担のあり方が議論されています。この議論のなかでは，高齢者の医療を支える働き手が激減する状況を踏まえ，健康寿命を延ばすことによって，働きたい高齢者が長く就労できるように健康づくりと重症化予防に取り組むことが求められています。日本の男性の就業率は，先進国で最も高い水準であり（図1），内閣府が2014年に60歳以上の高齢者に実施した意識調査では，70歳以降まで働くことを希望している高齢者は約8割にのぼっているので，働きたいと考える高齢者が働き続けられる活力ある地域社会をつくることが急務となっています。

　厚生労働省は，現行の健康寿命（日常生活に制限のない期間の平均）に加えて，要介護度を活用した，日常生活動作が自立している期間の平均を補完的に利用することを決めました。新たに導入される健康寿命の算出方法（補完的指標）では，要介護2以上の期間を反映して計算するので重症化予防，介護予防の成果が評価されることになります（図2）。

　なぜ国は健康寿命に補完的な指標を導入したと思いますか。実は現行の健康寿命は3年に1度実施される国民生活基礎調査の主観的指標を用いているため，健康度に関する客観的な指標と必ずしも相関していないこと，国民生活基礎調査が都道府県単位の抽出調査であるため市町村別のデータを出すことができないことから，同規模市町村別の比較や実効的なPDCAサイクルの構築ができるよう毎年の動向を各地域単位で把握可能な客観的な指標を導入することになったのです。

国は国民皆保険を堅持し続けていくために医療費が過度に増大しないよう医療費の適正化を進めています。その一環として医療費適正化に取り組んだ医療保険者に対してインセンティブが付与されています。

　高血圧は脳卒中，心血管疾患の重大な原因疾患です。2019年12月より脳卒中・循環器病対策基本法が施行され，脳卒中，心臓病その他の循環器病（以下，循環器病）の重症化を予防するためにも血圧の管理がますます重要になってきました（図3）。この法律は生活習慣の改善による循環器病の予防と迅速かつ適切な対応，持続的かつ総合的な保健，医療，福祉のサービス提供，循環器病に関する予防，診断，治療などにかかわる技術の向上などを基本理念としており，国は循環器病対策推進基本計画を策定し，都道府県も推進計画を策定することになっています。法律の目的は健康寿命の延伸と医療・介護にかかわる患者・住民の負担軽減であり，循環器病の予防です。対象とする疾患は，脳梗塞，脳出血，くも膜下出血などの脳卒中と急性冠症候群，急性大動脈解離，急性心不全などの心血管疾患であり，その原因となる高血圧・糖尿病などを予防することが重要になります。原因となる高血圧・糖尿病などは特定健診・保健指導で介入することが可能であり，国民は予防の正しい知識をもつことと予防に取り組むことが法律の責務として規定されています。

　日常生活圏域ごとで取り組まれている地域包括ケアにおいて，市町村との連携が医療機関の重要な役割になってきます。2020年4月から75歳以上の高齢者を対象に保健事業と介護予防の一体的実施であるフレイル健診が始まり，フレイル・介護予防とともに生活習慣

図1　男性就業率の国際比較

日本の男性の就業率は，先進国で最も高い水準

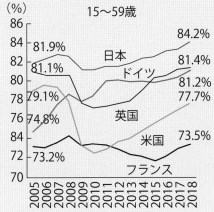
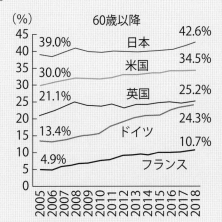

OECD Statをもとに作成

（内閣官房全世代型社会保障検討室：全世代型社会保障検討会議（第1回）配布資料，2019）

図2　健康寿命と補完的指標が表す範囲

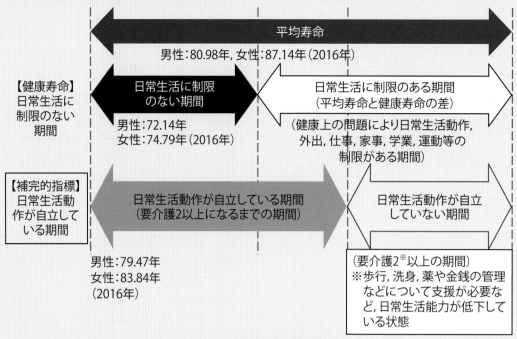

（厚生労働省　健康寿命の在り方に関する有識者研究会報告書（2019年3月）より）

病の重症化予防の取り組みが始まります。市町村の保健師・管理栄養士などの医療専門職種はKDB（国保データベース）システムを活用して，医療レセプト・介護レセプト・健診データなどの情報を一体的に分析し地域の健康課題の把握や介入すべき対象者の抽出，保健事業の企画・調整・分析・評価を行うことになります。「日本人の食事摂取基準（2020年版）」（座長：伊藤貞嘉　東北大学名誉教授）でもフレイル予防を取り上げ，介護保険のお世話にならないためにも，高血圧の管理を徹底していくことが重要となっています。本書の筆者である菱田明　浜松医科大学名誉教授は日本人の食事摂取基準（2015年版）の座長であり，このとき，高血圧などの生活習慣病重症化予防が初めて食事摂取基準に取り入れられました。

　国は特定健診・保健指導のメリットを活かして健康日本21の達成（健康寿命の延伸と健康格差の縮小）を目指しています（図4）。住民は健診を受けることで，自らの生活習慣病のリスク保有状況がわかります。放置するとどうなるか，どの生活習慣を改善するとリスクを減らせるか知ることができます。そして，生活習慣の改善の方法がわかれば，自らそれを選択することができます。市町村はKDBシステムを活用することで，自分の地域の解決すべき健康課題がわかり，予防すべき対象者や疾患を特定することができます。また，どのような疾患で重症化して入院するのか，なぜ重症化して医療費が高くなるのかを知ることができます。

　特定健診・保健指導の中長期的な目標は，脳卒中や心血管疾患の減少，糖尿病性腎症による新規透析患者数の減少ですが，短期的な目標は高血圧を減らすこと，糖尿病を減らすこと，脂質異常を減らすことです。特定健診・保健指導を毎年受けることが高血圧などの生活習慣病の重症化予防につながります。家庭で朝・晩それぞれ血圧を測ること，治療未受診・治療中断をなくすことが重症化予防になるのです。

　その結果，脳卒中や心血管疾患にならず，介護保険のお世話にならず，健康で長生きでき，健康寿命が延びることで，働きたい人が働き続けられる活力ある地域社会を構築し，働く人が増えることで，所得に応じて保険料と税金を納めていただき，結果的に社会保障の支え手が増え，財政の安定化も一緒に図ることができれば，国民皆保険制度，社会保障制度を持続可能なものにしていくことができるのです。日本が世界トップクラスの平均寿命や健康社会を構築できたのは国民皆保険制度と高い保健医療水準のおかげであり，この社会保障制度を持続可能なものにすることが，日本が引き続き世界トップレベルの健康社会を維持していくことになるのです。地域住民の命と健康を守ることができるのは，住民に身近な市町村であり，現場の保健師さん・管理栄養士さんたちです。日本が超高齢化社会をどのように乗り切っていくのか世界が注目しています。世界トップレベルの健康寿命をさらに伸ばしつつ，持続可能な社会保障制度を堅持する。そんな日本のやり方が世界の未来に貢献できると信じています。

（矢島　鉄也）

図3 脳卒中・循環器病対策基本法

（健康寿命の延伸等を図るための脳卒中、心臓病その他の循環器病に係る対策に関する基本法）

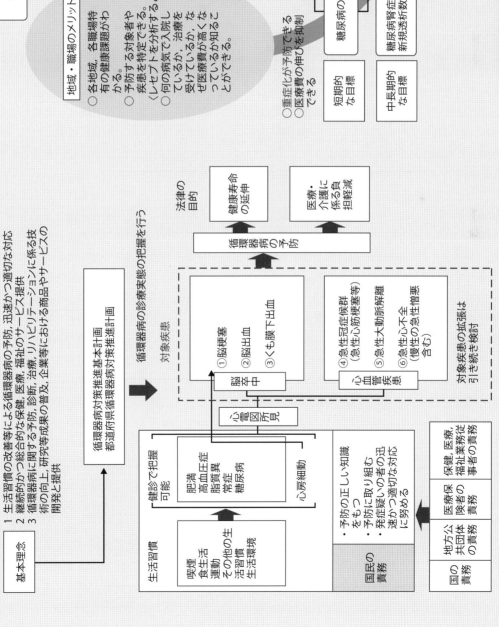

図4 特定健診・保健指導と健康日本21（第二次）

－特定健診・保健指導のメリットを活かし、健康日本21（第二次）を着実に推進－

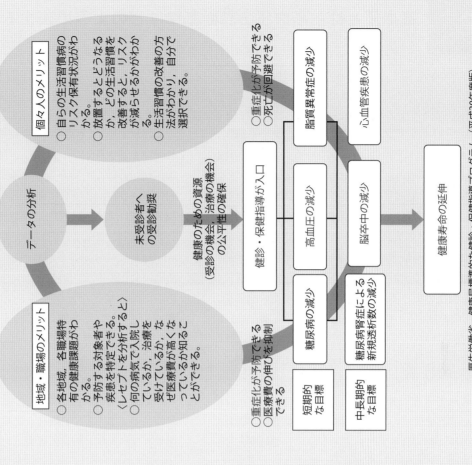

厚生労働省　健康局標準的な健診・保健指導プログラム（平成30年度版）
図1より引用、一部改変

▌SUMMARY

　高血圧治療ガイドライン2019では，「診察室血圧140/90 mmHg以上を高血圧」としている。高血圧と診断する目的は，高血圧による脳心血管病(注：本書での脳心血管病とは「脳血管疾患(脳卒中)，冠動脈疾患(心筋梗塞，狭心症など)，末梢血管疾患(閉塞性動脈硬化症など)」を指す)の発症を抑制するためである。そのため高血圧の診断基準は，脳心血管病の発症頻度が高くなる血圧の値で決められる。たとえば，ある時点で測定した血圧の値とその後の脳卒中発症頻度の関係をみると，収縮期血圧が140 mmHgもしくは拡張期血圧90 mmHg以上で，脳卒中発症頻度が血圧の上昇に伴い増加する。こうした関係は血圧と心筋梗塞との間にもみられるため，140/90 mmHg以上を高血圧とすると決められている(2章-1)。

　血圧と脳心血管病の発症に関する新しい発見があれば，その後に作られる新しいガイドラインでは新しい発見を考慮した高血圧の診断基準に変更される。米国の高血圧治療ガイドラインでは，「欧米人を対象とした研究において130/80 mmHg以上で脳心血管病の発症が増加する」という報告が出されたことを反映して2017年から「130/80 mmHg以上を高血圧」としている。一方，「日本人では140/90 mmHg以上の患者に薬物治療することは有効であるという証拠はあるが，130/80 mmHgから薬物療法を開始することのメリットが明確でない」ことから，高血圧治療ガイドライン2019では従来どおりの基準で高血圧と判断することとしている。

　高血圧による脳心血管病発症の危険性は140/90 mmHgから突然上昇するのではなく，それ以下でも血圧が高いと脳心血管病発症の危険性が高くなる傾向にある。そのため，140/90 mmHg以下を正常とするのではなく，正常血圧(120/80 mmHg未満)と高血圧(140/90 mmHg以上)との間に，正常高値血圧，高値血圧の群を設けている(2章-2)。

　血圧は，測定するたび変動するため，わずかな血圧の変動に一喜一憂する住民がいる一方，逆に，「血圧の値は信頼できない」として健診時の高い血圧を無視する住民もいる。血圧の変動について理解することは，「血圧を正確に測定する」ためにも，「血圧との適切な付き合い方」を知るうえでも大切である。

　身体を動かす(歩行など)ことや緊張，会話などでも血圧は上昇する(2章-3)。重い物を持ち上げるような動作(静的運動)や走るなどの運動(動的運動)で，短時間に30〜50 mmHgもの血圧上昇がおきることもある(2章-4)。また，24時間にわたり繰り返し血圧を測定してみると，血圧は日内変動があり，その幅は10〜20 mmHg程度に及ぶことがわかる。こうした変動は生活活動の変化の直接的影響に加え，交感神経系や内分泌系の活動の変化などが関与していると考えられる(2章-5)。さらに1年を通して血圧測定を繰り返してみると，血圧は夏に低く冬に高いという季節変動があることもわかる(2章-6)。

　常に変動する血圧を全体的に下げて，「高い血圧レベルでの変動の状態から，低いレベルで変動している状態に変える」ことで脳心血管病の発症を抑制しようとするのが高血圧治療の目的である。その指標として，「診察室や健診の場での安静後の血圧」，もしくは「家庭での早朝と就床前の血圧」を用いることにしている。

　2章-1に示すような血圧と脳心血管病発症の危険との関係から140/90 mmHg以上を高血圧と決めているが，こうした根拠となる研究で用いられた血圧は，診察室や健診の場での血圧である。したがって，常に変動している血圧のうち，診断に用いられる血圧は，診察室や健診の場での血圧が用いられてきた(家庭血圧による高血圧の診断については後述)。

　診察室であれ健診の場であれ，血圧を測定する場合には，身体的な活動の影響や，緊張・会話などによる影響を除いた状態，つまり安静にした状態で測定することが重要である。安静状態で血圧を測れるよう，高血圧治療ガイドライン2019では「血圧測定の環境」について指針を示している(2章-7)。

　測定する血圧が短時間に大きく変動している場合には，血圧測定時の条件を守っているかを確認する必要がある。安静条件下で測定した血圧が，高血圧の基準を超えている場合には，高血圧である可能性が高いとして受診させることが必要である。

　近年，家庭血圧を測定することが勧められている。その理由には，家庭で測定することにより安静条件で測りやすいことがあるが，最近の研究で，「家庭血圧値が診察室血圧値よりも優れた予後の予知因子である」

ことが明らかにされてきたこともある(2章-8)。また，家庭血圧と診察室血圧とを比較することにより，白衣高血圧や仮面高血圧(4章)の診断も可能となることから，今後，家庭血圧はさらに重視されることになると思われる。家庭血圧は診察室血圧に比べ収縮期，拡張期とも平均で5mmHg程度低くなることから，高血圧治療ガイドライン2019では，家庭血圧での高血圧の診断基準も示している(2章-2)。

2章-1　血圧と脳心血管病発症リスク

　血圧が上昇すると脳心血管病(脳卒中や心筋梗塞など)の発症率が上昇することは多くの研究で示されている。福岡県の久山町で行われている長年の追跡研究でも図のように，血圧が140/90mmHg以上になると心血管疾患の発症が増加することは明らかである。こうした血圧と心血管疾患発症率に関する研究を根拠に140/90mmHg以上を高血圧とする診断基準が策定されている。「高血圧は血圧が高い集団」と理解するのではなく，「脳心血管病を発症する危険性が高い集団(結果的に短命と要介護となる危険性の高い群)」と受け止めるべきであることが理解できる。また，80歳以上を除くと130〜140/85〜90mmHgでも＜129/＜84に比し発症率が上昇する傾向があり，130〜140/85〜90mmHgを「正常血圧」とは区別する理由も理解できる。

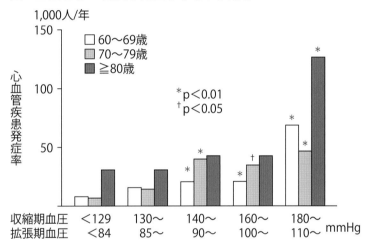

図　血圧と心血管疾患発症率(久山町研究)

（Arima H, et al：Arch Intern Med 163：361, 2003）

2章-2　高血圧基準と血圧値の分類

成人における血圧値の分類

分類	診察室血圧(mmHg)			家庭血圧(mmHg)		
	収縮期血圧		拡張期血圧	収縮期血圧		拡張期血圧
正常血圧	＜120	かつ	＜80	＜115	かつ	＜75
正常高値血圧	120〜129	かつ	＜80	115〜124	かつ	＜75
高値血圧	130〜139	かつ/または	80〜89	125〜134	かつ/または	75〜84
Ⅰ度高血圧	140〜159	かつ/または	90〜99	135〜144	かつ/または	85〜89
Ⅱ度高血圧	160〜179	かつ/または	100〜109	145〜159	かつ/または	90〜99
Ⅲ度高血圧	≧180	かつ/または	≧110	≧160	かつ/または	≧100
(孤立性)収縮期高血圧	≧140	かつ	＜90	≧135	かつ	＜85

診察室血圧と家庭血圧に差がある場合，家庭血圧による高血圧診断を優先する
（日本高血圧学会高血圧治療ガイドライン作成委員会：高血圧治療ガイドライン2019，ライフサイエンス出版，p18表2-5, 2019）

2章-3　血圧は常に変動している

　食事摂取，会話，歩行など日常動作の多くによって血圧が変動する。栃久保は図のように動作後5分という短時間で血圧が変化することを示している。ただし，血圧の変化の程度は，それぞれの条件で変わる。たとえば，歩行での血圧上昇もその距離や速さなどでもその変化変動の強さは変わる。また，1つの動作で血圧を下げる方向に働く力と上げる方向に働く力が混在する場合もある。たとえば，排便・排尿時には副交感神経が働き血圧を下げる方向に働く。このため，排便や排尿後には立ちくらみがおきやすい。一方，排便時にいきむ力が強いと交感神経系が緊張し血圧が上昇する(高血圧患者では，いきみによる強い血圧上昇を避けるため，便秘を避ける生活習慣が勧められている)。

　短時間の動作で変わる血圧の変化は短時間で元に戻ると思われるが，睡眠不足，緊張が強いられる生活が連日続くと，それらが原因となる血圧の変化は日の単位で持続する可能性がある。

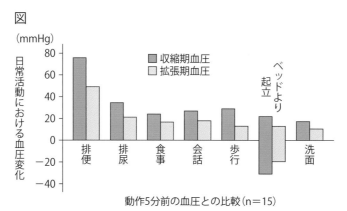

図

動作5分前の血圧との比較(n=15)

(栃久保修：血圧の測定法と臨床評価，メディカルトリビューン，2000)

2章-4　運動時の血圧の変化

　バーベルを持ち上げる運動(静的運動)や全速力で走る激しい運動(動的運動)などでは，短時間に大きな血圧の変化をおこしうる(図)。また，運動を止めると比較的短期間に元の血圧に戻ることがわかる。

　この図からは，高血圧が長期間持続し動脈硬化が進行している人では，激しい運動を避けるべきであることが理解できる(図では正常血圧の人でも静的な運動で収縮期血圧が220 mmHgまで上昇している)。

図　静的・動的運動に対する循環の変化

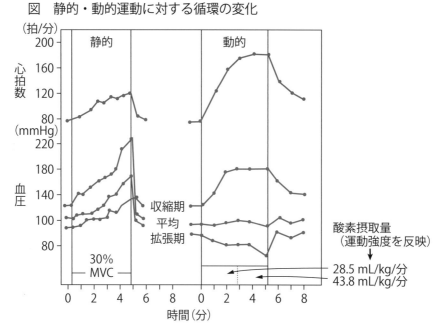

(松村　準監訳：循環の生理2版，医学書院，p253，1989)

2章-5 血圧の日内変動

　2章-3のように日常動作で血圧は常に変動しているが，1日全体としてみると，昼間より夜間に血圧が低下し，早朝に再上昇するという日内リズムがみられる。

　降圧薬治療は，1日を通して血圧を下げ，図の未治療高血圧の状態（高いレベルで変動）から，血圧正常のパターン（低いレベルでの変動）に変えようとすることである。

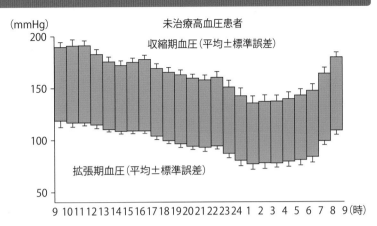

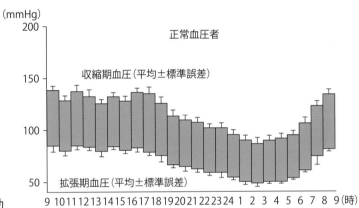

図　血圧の日内変動

(Millar-craig MW, et al：Lancet 1(8068), 795, 1978)

2章-6 血圧の季節変動

　年間を通して血圧を記録し続けていると，12〜2月の冬には血圧は高くなり，7〜8月の夏には血圧が低くなることが認められる（図）。夏と冬では，収縮期血圧で10 mmHg程度変化する。こうした血圧の季節変動は気温の変化に応じた血管の収縮・拡張に関係すると考えられている。

図　血圧の季節変動

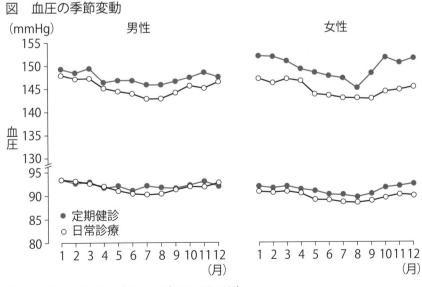

(Brennan PJ, et al：Br Med J (Clin Res Ed) 285：919, 1982)

　血圧は短時間の運動や，会話，緊張などによって短時間で変化するため，高血圧治療ガイドライン2019では診察室で血圧を測定する際の環境や測定回数について記載している（表）。この記載からは，安静にした状態で，直前の運動（診察室までの歩行を含め）や会話などの影響がない状態での血圧を測定することを求めていることがわかる。

　健康診断における血圧の測定条件については，「特定健診・特定保健指導における高血圧対策の実際」（4章-3）に「2回の血圧測定を行いその平均をとる」との

み記載されているが，診察室血圧測定法に書かれている「測定時の条件」（「静かで適当な室温の環境」，「数分の安静後」，「会話を交わさない」，「測定前に喫煙，飲酒，カフェインの摂取は行わない」など）に近づけた状況で血圧を測定することが望ましい。

　健診の場でどの程度この条件を確保できるか困難な場合もあるが，この基準での血圧測定ができるよう環境を整備する努力が望まれる。

　なお，家庭血圧の測定環境，条件などについては別途記載されている（2章-8）。

表　診察室血圧測定法

1. 装置	a. 電子圧力柱（疑似水銀）血圧計またはアネロイド血圧計を用いた聴診法による測定，および上腕式の自動血圧計による測定が用いられる。[*1] b. 聴診法では，カフ内ゴム嚢の幅13 cm，長さ22〜24 cmのカフを用いる。上腕周27 cm未満では，小児用カフ，太い腕（腕周34 cm以上）で成人用大型カフを使用する。
2. 測定時の条件	a. 静かで適当な室温の環境。 b. 背もたれつきの椅子に脚を組まずに座って数分の安静後。 c. 会話をかわさない。 d. 測定前に喫煙，飲酒，カフェインの摂取を行わない。
3. 測定法	a. 前腕を支え台などに置き，カフ下端を肘窩より2〜3 cm上に巻き[*2]，カフ中央を心臓の高さ（胸骨中央あるいは第4肋間）に維持する。 b. 聴診法では橈骨動脈あるいは上腕動脈を触診しながら急速にカフを加圧し，脈拍が消失する血圧値より30 mmHg以上高くして聴診器をあてる。 c. カフ排気速度は2〜3 mmHg/拍あるいは秒。 d. 聴診法ではコロトコフ第I相の開始を収縮期血圧，第V相の開始[*3]を拡張期血圧とする。
4. 測定回数	1〜2分の間隔をあけて少なくとも2回測定。この2回の測定値が大きく異なっている場合[*4]には，追加測定を行う。
5. 判定	a. 安定した値[*4]を示した2回の平均値を血圧値とする。 b. 高血圧の診断は少なくとも2回以上の異なる機会における血圧値に基づいて行う。
6. その他の注意	a. 初診時には，上腕の血圧左右差を確認。以後は，測定側（右または左）を記載。 b. 厚手のシャツ，上着の上からカフを巻いてはいけない。厚地のシャツをたくし上げて上腕を圧迫してはいけない。 c. 糖尿病，高齢者など起立性低血圧の認められる病態では，立位1分および3分の血圧測定を行い，起立性低血圧の有無を確認。 d. 聴診法では，聴診者は十分な聴力を有する者で，かつ測定のための十分な指導を受けた者でなくてはならない。 e. 脈拍数も必ず測定し記録。

[*1]電子圧力柱（疑似水銀）血圧計とは，水銀柱の代わりに電子式のアナログ柱を用いた血圧計である（模式図はQ1参照）。アネロイド血圧計とは，バネ式の針が円弧状に動く血圧計である（模式図はQ1参照）。自動血圧計は，定期的な点検，および各機器の添付文書に記載の耐用年数・測定回数を考慮した使用が必要である。アネロイド血圧計は原理的に衝撃や経年変化で誤差が生じやすいため，耐用年数を超えた使用や劣化が疑われる場合は速やかに破棄・交換が必要である。自動巻き付け式血圧計を待合室などで使用する場合，十分な指導と管理の下で測定されなければ大きな誤差が生じる。

[*2]カフは緩くなく，またきつくないように巻く。緩く巻いた場合，血圧は高く測定される。添付文書に記載のある機器では，記載通りに巻く。

[*3]第V相の開始とは，コロトコフ音の消失時（disappearance）をいう。これは，欧米のガイドライン（ESH2018，ACC/AHA2017）と共通の定義である。

[*4]異なった値あるいは安定した値の目安は，およそ5 mmHg未満の測定値の差とする。

（日本高血圧学会高血圧治療ガイドライン作成委員会：高血圧治療ガイドライン2019，ライフサイエンス出版，p14表2-1，2019）

「家庭血圧は，診察室血圧値よりも生命予後の優れた予知因子である」という報告や「家庭血圧を指標としての降圧治療が，診察室血圧を指標としての降圧治療よりも血圧の低下（24時間自由行動下血圧で評価）が大きい」という報告などがあることから，高血圧治療ガイドライン2019では「家庭血圧を指標として，降圧治療を実施する」ことを強く推奨している。さらに，家庭血圧測定には以下のような多くの利点がある。

1）家庭血圧はストレスや運動などの影響を受けにくく，再現性が良い。

2）毎日測定するなど，多数回の測定が可能で1回1回の測定のばらつきが少ない。

3）実生活の場での血圧の変動が把握でき，降圧薬治療による過剰な降圧，不十分な降圧を評価できる。

4）白衣高血圧，仮面高血圧を診断するのに役立つ。

5）患者自身が測定することで，血圧に対する関心と理解が強くなり，治療継続率を改善する。

家庭血圧を評価する場合には，「家庭血圧は診察室血圧より5 mmHg程度低く出る」ことに留意しておくことが必要である。高血圧治療ガイドライン2019では，家庭血圧での高血圧基準を「収縮期血圧≧135かつ/または拡張期血圧≧85」としている（**2章-2**）。

家庭血圧測定は有用性が高く，高血圧が問題となる人はすべて家庭血圧を測定することが望ましい。一方，患者自身が測定し記録するため，正しい条件で測定されない可能性もある。また，自分が望む血圧（たとえば正常血圧）になるまで測定を繰り返したり，測定結果のうち低い値のみを記録したりする場合もある。また，血圧の変化に一喜一憂しすぎたり，血圧の結果で服薬を変化させたりすることもある。家庭血圧を測定，記録してもらう場合には，高血圧治療ガイドライン2019が示す「家庭血圧測定の方法・条件・評価」などを十分理解してもらうことが大切である（表）。

表　家庭血圧測定の方法・条件・評価

1. 装置	上腕カフ・オシロメトリック法に基づく装置
2. 測定環境	1）静かで，適当な室温の環境[*1] 2）原則として背もたれつきの椅子に脚を組まず座って1〜2分の安静後 3）会話を交わさない環境 4）測定前に喫煙，飲酒，カフェインの摂取は行わない 5）カフ位置を心臓の高さに維持できる環境で測定
3. 測定条件	1）必須条件 　a. 朝（起床後）1時間以内，排尿後，朝の服薬前，朝食前，座位1〜2分安静後 　b. 晩（就床前）座位1〜2分安静後 2）追加条件 　a. 指示により，夕食前，晩の服薬前，入浴前，飲酒前など。その他適宜。自覚症状のある時，休日昼間，深夜睡眠時[*2]
4. 測定回数とその扱い[*3]	1機会原則2回測定し，その平均をとる 1機会に1回のみ測定した場合には，1回のみの血圧値をその機会の血圧値として用いる
5. 測定期間	できるかぎり長期間
6. 記録	すべての測定値を記録する
7. 評価の対象	朝測定値7日間（少なくとも5日間）の平均値 晩測定値7日間（少なくとも5日間）の平均値 すべての個々の測定値
8. 評価	高血圧　朝・晩いずれかの平均値≧135/85 mmHg 正常血圧　朝・晩それぞれの平均値＜115/75 mmHg

[*1]ことに冬期，暖房のない部屋での測定は血圧を上昇させるので，室温への注意を喚起する。
[*2]夜間睡眠時の血圧を自動で測定する家庭血圧計が入手し得る。
[*3]あまり多くの測定頻度を求めてはならない。
注1　家庭血圧測定に対し不安をもつ者には測定を強いてはならない。
注2　測定値や測り忘れ（ただし頻回でないこと）に一喜一憂する必要のないことを指導しなければならない。
注3　測定値に基づき，自己判断で降圧薬の中止や降圧薬の増減をしてはならない旨を指導する。
注4　原則として利き手の反対側での測定を推奨する。ただし，血圧に左右差がある場合などは，適宜，利き手側での測定も指導する。

（日本高血圧学会高血圧治療ガイドライン作成委員会：高血圧治療ガイドライン2019, ライフサイエンス出版, p16表2-3, 2019）

Q&A 2-1 「測るたびに血圧は変わる。どれが本当かわからないので高くても気にしない」という声にどう対応するか？

血圧は食事や，会話，日常的な動作などで変化する。どの値が「本当の血圧」かといえば，どういう状況で測定した値であっても，その時々の「本当の血圧」であることには変わりがない。ただし，高血圧かどうかを決める場合には，どのような条件で測定した値かが問題となる。

「高血圧」が問題になるのは，高血圧の結果として脳卒中や心筋梗塞などの脳心血管病の発症が増えるからである。2章-1にみられたように，140/90 mmHg以上の血圧では脳心血管病が増加するが，こうした研究で用いられた血圧の値は診察室や健診の場で測定された血圧である。したがって，「脳心血管病になることを心配して測定する血圧」は，診察室や健診の場での血圧である。つまり，高血圧であるかどうかを判断する「本当の血圧（こういう言葉が適切かどうかはさておき，質問者の言う意味での本当の血圧）とは，診察室や健診の場で測定した血圧」と理解するのが適切である。

「測るたびに血圧は変わる。どれが本当かわからないから高くても気にしない」という住民に対しては，「血圧は常に変動しているが，どの血圧もその時々の血圧としては本当である」，「血圧が高い時間が長く続くと，血管障害が進み脳心血管病の発症が多くなるの

で，血圧が高いレベルで変動するのではなく，低いレベルで変動するようにすることが重要である」，「1日中常に血圧を測定して，1日の血圧の平均値で評価することが望ましいであろうが，そうしたことは現実的には困難であり，診察室や健診の場で測定した血圧が140/90 mmHg以下であるかどうかで，高血圧かどうか判断することになっている」ことを理解してもらうことが必要であろう。

最近，家庭血圧と脳心血管病の発症との関係についての研究が進み，家庭血圧を適正な血圧に管理することが脳心血管病の発症予防に重要であるとする報告が増えてきた。そのため，家庭血圧で高血圧かどうかを診断する基準（診察室血圧よりも，収縮期血圧・拡張期血圧ともに5 mmHg低く定められている）も決められた（2章-2）。家庭血圧の基準で高血圧かどうかを判断する場合には，質問者の言う「本当の血圧」は家庭血圧ということになる。診察室や健診の場での血圧と，家庭血圧が大きく違わない場合は問題がないが，大きく異なる場合には家庭血圧が正確に測定されているかどうかも含め，かかりつけ医に相談することを勧める必要がある。

Q&A 2-2 「血圧が望みの範囲に下がるまで測って記録する」という住民にどう対応するか？

家庭血圧測定での測定回数について，高血圧治療ガイドライン2019には次のように記載されている。

「家庭血圧の臨床評価に，測定された値のうちどの値を用いるのが適当であるかに関する明確な根拠はない。1機会「原則2回」測定し，その平均をその機会の血圧値として用いることを推奨する。一方，1回のみ測定の場合にはその機会の血圧値として1回のみの血圧値を用いること，および測定者が自発的に3回測定した場合，その機会の値は3回の測定値の平均とすることも可とする。1機会にあまり多くの測定回数を求めると測定の継続率は低下するため，1機会に4回以上の測定は勧められない。記録に関しては，1機会に測定された測定は，選択することなくすべて記録用紙に記

載することを強く推奨する。」

血圧は1機会に複数回測定すると，まったく同じ値になるわけではなく，程度の差はあれ異なった値となる。家庭血圧を測定する目的の1つが「高血圧治療ガイドライン2019に記載されている方法（2章-8）で測定した血圧を評価」し，降圧目標（7章-2）に入っているか，生活習慣の修正や降圧薬の量などの治療が適切であるかなどを判断するために用いるものであることから，「何回も測定し，最も低い血圧値を探す」ことは家庭血圧測定の目的に合わない。「家庭血圧の測定法・条件・評価」として高血圧治療ガイドライン2019が決めている方法（2章-8）に忠実に従うことが家庭血圧測定の結果を生かす方法である。

Q&A 2-3　なぜ，家庭血圧がこれほど大切にされるようになったのか？

家庭血圧計が広く普及したことが背景にあるが，2章-8の「家庭血圧測定を勧める理由」に書かれているように，頻回測定できること，実生活の場での血圧を把握できること，白衣高血圧や仮面高血圧を診断できること，患者自身が血圧を測定することで患者が主体的に向き合う姿勢ができること，などの理由で家庭血圧測定が勧められるようになった。さらに家庭血圧を指標とした研究が進むにつれ，「診察室血圧よりも家庭血圧が生命予後の優れた予測因子である」こと，「診察室血圧を指標として降圧するよりも，家庭血圧を指標とした場合に1日の平均血圧がより強く降圧できること」などがわかってきたことが，家庭血圧重視の流れを加速させている。

Q&A 2-4　家庭血圧の測定が，「起床後1時間以内，排尿後，朝の服薬前，朝食前，座位1〜2分安静後」とされているのはなぜか？

高血圧治療ガイドライン2019では，家庭血圧の測定について，「朝（起床後）1時間以内，排尿後，朝の服薬前，朝食前，および晩（就床前）に，座位1〜2分の安静後に測定する」としている。

こうした時間と条件が設定されたのは次のような理由がある。

食事，家事その他の動きなどで影響を受けるなか，家庭血圧も，できるだけ同じ条件で，継続して測定できるように決めたのがこの条件である。すなわち，「一定の条件下で，長期継続して測定するには朝と晩が適当である」こと，「朝においては1時間以内と範囲を

もって設定することで測定を継続しやすい」ことに加え，覚醒後1時間以内で，血圧に与える影響（排尿，食後，安静度など）を一定にするため「排尿後，朝の服薬前，朝食前，座位1〜2分の安静後」などの条件が付けられた。

また，「朝の服薬前」という条件には，服薬者において降圧薬の血中濃度が最も低下した時点における降圧薬の薬効評価をする意味もある。

晩の血圧測定には，個人間，個人内の生活習慣の多様性を考慮し，測定の継続性を優先して，「就床前という条件」のみが設定された。

Q&A 2-5　「家庭で測った血圧と病院で測った血圧が違うのは，家の血圧計が壊れているからか？」と相談されることがあるが，どう考えるか？

家庭血圧計が「壊れている可能性」はそれほど多くないが，その可能性も否定できない。差が大きいときは，病院その他に置かれている血圧計と比較してみる方法で，家庭の血圧計の確かさを確認してみるのが望ましい。病院など血圧計が置かれているところへ家庭の血圧計を持参し，その場での血圧が同じ程度の血圧の値を示すかを比較することでチェックできる。その際，気を付けたいことは，血圧測定の繰り返しのなかで血圧が変化する（多くは低下していく）ことの影響を除外する必要があることである。そのためには，家庭の血圧計で測定した後，病院の血圧計で測定し，もう一度家庭の血圧計に戻り測定し，最初の家庭血圧計と最後の家庭血圧計の値が大きく異なっていないことを確認する（病院の血圧計，家庭の血圧計，病院の血圧計の順での3回測定でもよい）。同じ血圧計での2回（3回の測定のうちの最初と最後）の値が大きく異なっている場

合は，繰り返しているうちに血圧が変動している可能性があるので，同じ3回の測定を繰り返し，血圧が安定した状態（1回目と3回目の血圧がほぼ同じ状態になった時点）で評価することが大切である。

家庭血圧は血圧管理の指標として重要であり，白衣高血圧や仮面高血圧を診断するうえで必須の情報でもある。そのため，病院で測定する血圧と家庭血圧に大きな差がある場合には，家庭での血圧が正しく測定されているかどうかを確認する必要がある（2章-7, 8）。

近年，病院での血圧測定を医師が測定するのではなく，診察室前などに置かれている自動血圧計で各自が測定することを求める病院も多い。そのため，病院での血圧測定条件が不適切である場合もあることに気を付けることも必要である（たとえば，病院内で階段を上った直後に血圧測定をしている，他の患者と話しながら測定しているなど）。

「測るたびに血圧は変わるから気にしない」と言われたら

「そうですよね。確かに血圧は変動しますし，どれが本当の値か迷うことも多いですよね」と患者さん・住民の「血圧は変化する」という意見にまず同調することが大切だと思います。そのうえで，「1回，1回の値では動脈硬化は進みませんが，やはり高いレベルで変動していると動脈は硬くなって動脈硬化が進行していくことがわかってきたので，血圧がどのレベルで変化しているかを知ることは，○○さんにとっても大切なことです」と付け加えます。

（宮崎　正信）

家庭血圧測定がうまくいくコツ

高血圧診療がうまくいく2つのポイントは，①医療者が「あなたの血圧に関心がありますよ」という姿勢を見せることと，②患者さん・ご家族と医療者が協力して降圧治療を行うこと，と考えています。

当院では高血圧患者さんには血圧手帳をお渡しして，家庭血圧測定を勧奨します。その際，高血圧治療ガイドライン記載の測定条件を医師が口頭でご説明します。「普段の血圧の幅（変動）を知ることがとても大切だから」と申し添えます。極端に血圧が上下した場合は，血圧手帳のメモ欄に生活上の変化を記載するよう指示します（家族間の諍い，飲み会，外食，夜勤など）。ご自分で血圧測定不能な方には，同居家族やデイサービスによる血圧測定・記載を依頼します。

きちんと説明・動機付けを行うと，再診時に血圧測定記録を持参される方は多いです。年配者でもスマートフォンの血圧測定アプリや腕時計型ウェアラブル端末で測定して記録・持参される方がおられ，感心します。

持参した血圧測定記録は，カルテに記載し，患者さん・ご家族と測定結果について会話し，必要に応じて管理栄養士による栄養指導や処方の調整を行います。患者さんは，ご自分が測定・記載した内容が医師・スタッフにより評価され，治療に反映されるので満足度は高いようです。高齢者でも，2回測定の平均を小数点以下まで毎日計算したり，日内変動をグラフに記入したり，エクセルで作表される方も少なくありません。

（磯崎　泰介）

家庭血圧測定のすすめ方

「診療所での血圧より，○○さんが家で測る血圧のほうが信頼度が高い場合も多いので，家での血圧測定を参考にして，治療方針を決めることが多いのです」と患者さんを信頼していることを前面に押し出すと，測定してくれることが多くなります。

（宮崎　正信）

「血圧が望みの値になるまで測る」と言われたら

「生きている限り，血圧はいつも変化しています。どれが正しい血圧かということではなく，"座位になって，1〜2分静かにしていた後の血圧で判断する"と決められているので，そのときの血圧を1回もしくは2回測定することにしてください」と話しています。また，「同じ値が出ることはないので，2回程度の測定回数で十分です。その値をそのまま記載してもらえればありがたいです」とも付け加えます。

（宮崎　正信）

Q&A 2-6　新聞配達の人や3交代勤務の人などではいつ家庭血圧を測定すればよいか？

　新聞配達，漁師など，起床時間が深夜になってしまう人はいつ血圧を測定すべきかについて，高血圧治療ガイドライン2019に記載はない。しかし，朝・晩に測定することに決めた根拠に「血圧に影響する因子による変動を避け，安静にした状態での血圧を，持続して測定する」があることを考えると，生活リズムが一定している人では，朝か深夜かに関係なく，「覚醒後と就寝前」，「排尿後」，「食事前」，「座位1〜2分の安静後」などを守りながら継続できる条件で測定し，測定時間を記録しておくことが望ましい。

　シフトワーカーについて高血圧治療ガイドライン2019では，「シフトワーカーにおいては，覚醒後1時間が朝とは限らない。したがって，その場合，覚醒後1時間の条件はそのまま残し測定時間を明記させることが必要である。また，降圧薬服薬者においては，降圧薬の血中濃度が最も低下した時点における降圧薬の薬効評価をする意味もあることから，降圧薬服薬前に測定することが不可欠」としている。

　継続して家庭血圧を測定することは，住民が自分の血圧がどの程度の範囲内で変動するかを知り，血圧に対する意識を強くするうえで有益である。また，かかりつけ医にとっては，生活指導や降圧薬処方の際に参考になる情報であり，継続して測定できる条件を優先して測定時間を決めることが望ましい。

Q&A 2-7　冬場には実際どれくらい血圧が上昇するものか？　また季節変動として許される範囲はどの程度か？

　住んでいる地域の冬と夏の気温の変化の程度によっても異なると思われ，個々人の測定環境（部屋の温度），食生活（冬は鍋物が多いなど）の影響も受けるため一律にはいいがたいが，2章-6に示したように1か月平均で「収縮期血圧が10 mmHg程度変動する」ことはあり，降圧薬の調整が必要となることも少なくない。冬であれ，夏であれ，「血圧を適正な範囲に維持する」ことが原則であり，「冬は寒いから少し高めでもよい」という考え方は正しくない。そのため，血圧の状態をみて，「冬になって血圧が上昇してきたので降圧薬を増やす」，「夏は下がりすぎないよう，降圧薬を減らす」などの対応が取られることも少なくない。

「高血圧と判断されたこと」を理解してもらうために

自分の血圧の値を納得する過程を支援する

　　　住民に血圧の値を説明するとき，保健師が一方的に「血圧高いですよ」と言っても納得できない住民も少なくありません。「これまで高くてもなんともなかった，俺の血圧の正常値はこの値なんだ」と言う方もいます。また，表面的にはわかったふりをしていても，本心は納得していないという方も少なくありません。

　　　では，どうしたら自分の血圧は高いと理解して高血圧と向き合おうという姿勢になってもらうことができるのでしょうか。たとえば，保健師から「高血圧です」と伝えるのでなく，下のような表を見せ，目の前の住民自身の血圧がどこに入るのか，自分の目で確かめてもらうのも1つの方法です。その際，Ⅰ度，Ⅱ度，Ⅲ度のどこに属するかも確認してもらいます。そして，高血圧であるかどうかの判断基準や高血圧の程度の基準は，脳卒中や心筋梗塞になる確率を考慮して，日本高血圧学会や世界保健機構（WHO）が決めていることを説明します。

　　　高血圧であるかどうかの判断は，現場の医師や，保健師の考えで決めているのではなく，高血圧の専門家や世界の健康に関する専門の機関が決めた基準に沿って判断していると伝えることは，住民が健診の場での血圧から高血圧と診断されるということを納得する1つのきっかけになります。

　　　私たち保健師は，高血圧と判断される基準値を学習しています。だから高いとか，低いとかがわかります。住民はその基準を十分に知らされずに「血圧が高いです」と一方的に問題を指摘されることが多く，スッキリ納得をすることが難しいのだと思います。自分の血圧の値と基準値を自分の目で追い確認する，この過程をともに行うことが住民の主体的な気づきを支援する保健師の仕事となります。

　　　自分の値の区分に○をつけてもらったらⅢ度だったBさんに，「Ⅲ度より上はないんです」と言ったとき，「えっ！」となって，Bさんは改めて真面目に分類表を見直していました。「俺の正常値はこの値なんだ」と言うCさんに「CさんとWHOとどっちの判断が勝つ？」と問いかけると，「そりゃー世界だ」と言いました。試してみてください。「いつもこの値だから大丈夫。死ぬときは死ぬときだ」と言っていた方が，高血圧分類を見て「いつもこれくらいだけど，大丈夫か」と身を乗り出し，薬の話を聞いてくれるかもしれません。

世界保健機構（WHO）・日本高血圧学会の分類

	程度	収縮期血圧		拡張期血圧
高血圧	Ⅰ度	140〜159	かつ/または	90〜99
	Ⅱ度	160〜179	かつ/または	100〜109
	Ⅲ度	≧180	かつ/または	≧110

第3章　なぜ高血圧になるか

SUMMARY

住民・患者との対話において，「高血圧になる理由は何か？」という疑問自体が問題となることは少ないと思われる。しかし，「測定するたびに血圧は変動する」，「遺伝・体質だから高血圧でも仕方がない」，「血圧を下げるにはどうしたらよいか」，「降圧薬は飲み始めると一生飲まなければならないと言われるので飲みたくない」といったことが話題になるとき，血圧を決めている要因（3章-1）や高血圧の原因（3章-2）について理解しておくことは，住民の疑問に答え，高血圧に対する理解を助けるのに役立つであろう。

血圧は「心臓から拍出される血液量」と「血管の太さ」（血管の収縮，狭窄，弾力性などに影響される）で決まる。食塩が体内に過剰となると心臓から送り出される血液量が増加し，血圧が上昇する。また，緊張すると交感神経系を介して動脈が収縮し，血圧が上昇する。

高血圧は，原因がわかっている二次性高血圧と，十分にはわかっていない本態性高血圧の2つに分類される。二次性高血圧には，腎機能障害，腎血管性高血圧，血圧を上昇させるホルモンが増加する内分泌疾患（原発性アルドステロン症，クッシング症候群，褐色細胞腫，甲状腺機能亢進症など）を原因とするもの，などがある。腎機能障害では尿中への食塩排泄能が低下し，食塩が体内に貯留する。腎血管性高血圧は腎動脈の狭窄により生じる高血圧であるが，この場合も尿中への食塩排泄を減少させるアルドステロンの増加が体内食塩量の増加に関与している。原発性アルドステロン症，クッシング症候群では，尿中への食塩排泄を減少させるホルモンの過剰が原因で体内食塩が増加する。高血圧の原因として明らかになっている疾患の多くが，食塩の尿中排泄減少を伴うことから，体内食塩量の増加が高血圧の発症に強く関係していると考えられている。

二次性高血圧は，その原因疾患を治療すれば血圧上昇の原因がなくなるため，高血圧の根本的な治療が可能な疾患である。二次性高血圧は高血圧全体の15〜20％程度を占める。残りの80〜85％は原因が不明の本態性高血圧である。本態性高血圧の原因は十分にはわかってないが，高血圧の親をもつ子どもに本態性高血圧が多いことから遺伝の影響があると考えられている。高血圧の家系に生まれても必ずしも高血圧になるわけでなく，加齢や生活習慣（肥満，食塩摂取の過剰，運動不足など）が強く影響して高血圧になると考えられている。

食塩摂取量の少ない民族では加齢による血圧の上昇がみられないことから，加齢によって増加する本態性高血圧の発生では食塩の過剰摂取が原因となっている可能性がある（3章-3）。

3章-1　血圧を決めている要因

血圧は「心臓から拍出される血液量」と「血管の太さ」で決まる。この関係は，ポンプを使いホースを通して水を流す状態を思い浮かべると理解しやすい。たくさんの水を流そうとする場合には強い圧力をかけることが必要になる。また，ホースが細いほど強い圧力が必要となる。心臓が送り出す血液量が増加したり，血管が細くなると血圧が上昇する。

1. 心臓から拍出される血液量に影響する因子
   1）心臓の収縮力を変化させる因子
   （1）交感神経刺激
   2）循環血液量を変化させる因子
   （1）食塩摂取量
   （2）尿中への食塩排泄に影響するホルモン（アルドステロンなど）
   （3）薬剤
   　①尿中への食塩排泄を減少させる薬剤（消炎鎮痛薬，甘草を含む漢方薬）
   　②尿中への食塩排泄を増加させる薬剤（利尿薬）

2. 血管の太さに影響する因子
   1）血管を収縮させる因子
   （1）交感神経刺激（ストレス，排便時のいきみ，など）
   （2）ホルモン（カテコールアミン，アンジオテンシンⅡ）
   （3）寒冷刺激
   2）血管を拡張させる因子
   （1）安静，リラックス
   （2）温熱刺激（入浴，暑さ）
   （3）副交感神経刺激（排便，排尿）

1. 本態性高血圧（原因の詳細は不明，高血圧全体の80～85％を占める）
     血圧上昇に関与する因子：遺伝，加齢，食塩過剰摂取，肥満，運動不足，アルコール多飲
2. 二次性高血圧（高血圧全体の15～20％を占める）
   1）腎機能障害（食塩の尿中排泄障害）
   2）腎血管性高血圧（食塩の尿中排泄を減少させるアルドステロンと血管を収縮させるアンジオテンシンⅡの分泌過多）
   3）内分泌疾患
     （1）原発性アルドステロン症（食塩の尿中排泄を減少させるアルドステロンの分泌過多）
     （2）クッシング症候群（食塩の尿中排泄を減少させるコルチゾルの分泌過多）
     （3）褐色細胞腫（血管収縮作用の強いカテコールアミンの分泌過多）
     （4）甲状腺機能亢進症（心拍出量の増加）
   4）その他
     （1）睡眠時無呼吸症候群（交感神経の活性化）
     （2）薬剤（食塩の尿中排泄を減少させる）：甘草を含む漢方薬，消炎鎮痛薬
＊二次性高血圧の大部分は，体内ナトリウム調節系の異常が発症に関係している。このことからも，体内塩分量の増加が高血圧の原因となることがわかる。
＊二次性高血圧は原因を取り除けば降圧が期待される。若年発症の高血圧や，降圧薬が効きにくい場合には，二次性高血圧の存在を考える。
＊本態性高血圧の発症や増悪にも塩分摂取量が関係している。

3章-3　食塩摂取の少ない民族では加齢による血圧上昇がおこらない

日本人では30歳台以降，加齢とともに血圧が上昇するが，塩分摂取の少ないヤノマモ族では加齢に伴う血圧上昇がみられない（図）。加齢に伴う血圧上昇は，加齢そのものが原因となるのではなく，塩分過剰摂取による体液量増加が持続した結果，交感神経亢進・酸化ストレス亢進・動脈硬化促進などが持続したことが原因となって生じている可能性がある。

図　加齢に伴う収縮期血圧の推移

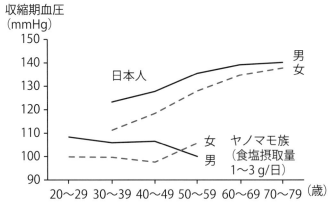

（日本人血圧（2016年）：高血圧治療ガイドライン2019，図1-5　性・年齢階級別の血圧平均値の年次推移の図から作図）
（ヤノマモ族血圧：Oliver WJ et al. Circulation 52：146，1975．表1から作図）

Q&A　3-1　「年をとっているから血圧が高くて当たり前」という考え方は正しいか？

　3章-3に示されるように，日本人の血圧の平均値は加齢とともに上昇する。「年をとって血圧が上昇してきた」という実感を多くの人がもつため，「年をとれば血圧が上昇して当たり前」と考えることもよく理解できる。そうした考え方は「年をとれば脳卒中がおきて寝たきりになっても当たり前」とする考え方につながるが，誰もそうとは思わない。年をとって寝たきりに

なる確率は高くなるが，その危険を少しでも減らそうというのが健康長寿を目指す考え方である。年をとることで動脈硬化が進むとすれば，それは避けられないが，年をとること以外に血圧を上げる原因があればそれを避けようと考えることが健康長寿を目指す考え方であろう。食塩の過剰摂取は血圧上昇につながるが，食塩摂取の少ない民族では加齢による血圧上昇がほと

んどみられない（3章-3）ことを考えると，「若い頃からの減塩で，加齢による血圧上昇を抑える」ことができる可能性もある。

若いときからの過剰な塩分摂取を含む血管を傷める生活習慣が，血管内皮細胞の障害，血管の狭窄・硬化による血流の悪化を引き起こし，高血圧の原因となった可能性がある。そうして生じた高血圧が血管の障害をさらに進めるという悪循環になっているとも考えられる。

生活習慣の改善，高血圧の管理は，動脈硬化や血管の内皮細胞障害をおこさないよう若い頃から行うことが大切であるが，年をとってからでも遅すぎることはない。また，たとえ高血圧になったとしても，脳卒中や心疾患の発症を予防するために血圧を下げる必要がある。

Q&A 3-2　遺伝はどこまで高血圧に関与するか？

本態性高血圧では，両親とも高血圧の場合，子どもは2人に1人の割合で高血圧となり，親の片方が高血圧である場合，子どもは3人に1人が高血圧になる。両親が血圧正常の場合にその子どもが高血圧になる確率は20人に1人という報告もあり，本態性高血圧には遺伝性の因子が関与すると考えられている。

本態性高血圧では，尿中への食塩排泄や血管の収縮に関与するホルモンの産生に関与する遺伝子の異常があることがすでに報告されているが，現在でもさらに研究が進められている。

遺伝子の異常が本態性高血圧に関与するとしても，そうした遺伝子異常をもつ人のすべてが高血圧になるわけではない。「食塩を留めやすい遺伝的性質」をもっていても，摂取する食塩を減らせば食塩貯留は防ぐことができる。つまり，高血圧のなりやすさは遺伝するが，実際に高血圧になるかどうかは生活習慣に左右される。高血圧の家系に生まれた人のなかで，高血圧になりやすい生活習慣をもつ人は高血圧になる危険が高いということになる。

家族内に高血圧の人が多い場合でも，遺伝の影響ではなく生活習慣が高血圧の主な原因である場合もある。家族内では，運動不足やエネルギーや食塩摂取の過剰など，高血圧になりやすい生活習慣を共有することが多く，その結果として家族内に高血圧が多くなる場合がある。「親が高血圧であるから遺伝が関係している」と単純に言えないことに注意する必要がある。

二次性高血圧のなかでは，「糖尿病のなりやすさ」の遺伝が，糖尿病性腎症などを介して高血圧に関与する場合がある。しかし，この場合も「糖尿病のなりやすさ」をもっている人がすべて糖尿病になるわけでなく，糖尿病の発症には糖尿病になりやすい生活習慣が関係するし，糖尿病になったとして高血圧になるかどうかについても生活習慣が強く関与する。

Q&A 3-3　緊張やストレスが血圧を上昇させる仕組みとは？　その対処法はあるか？

緊張している状況では交感神経系の活性が亢進し血管を収縮させるため，血圧は上昇しやすい。休息を取ったり，意識的にリラックスをすることで，交感神経系の活性を弱め血圧の上昇を抑えることが可能である。

健康に対する不安なども緊張やストレスの大きな要因となるため，住民の話に耳を傾け，緊張やストレスの原因のなかに「健康不安など，正しい認識をもつことで解決できるストレス」があれば，それを減らすことも医療関係者に求められることである。

Q&A 3-4　若年者と高齢者の高血圧の違いは何か？

本態性高血圧では，30歳以上になってから血圧が高くなることが多い。そのため，30歳未満の若年者の高血圧の原因は，本態性高血圧ではなく腎機能障害や内分泌疾患などが原因となる二次性高血圧の割合が高くなる。

二次性高血圧は降圧薬が効きにくい一方，原因疾患を治療することで血圧を下げることができる可能性が高いので，若年者の高血圧では二次性高血圧の原因疾患（3章-2）の精査がより重要である。また，若年者はその後の人生が長いため，高血圧にさらされる期間が長くなり，現役世代のうちに脳卒中や心筋梗塞，腎不全になる危険性が高くなる。介護を必要とする期間もそれだけ長くなる。そのため，若年者の高血圧に対しては，よりきめ細かく徹底した治療が必要である。

私はこんな風にお話ししています

「年をとれば血圧は高くて当たり前」は正しい認識です。年をとるに従って動脈硬化が進み一般的には血圧（収縮期血圧）が上昇してきます。しかし，血圧が高い状態が続くと脳卒中や心筋梗塞などの血管の病気をおこしやすくなることは，高齢でない方と同じです。それどころか，基礎に動脈硬化がありますから血管の病気の危険は高齢者のほうがより高いと考えられます。高齢者でも血圧を下げたほうが血管の病気が少なくなることが，多くの臨床試験で証明されています。ですから，高齢であるという理由で高血圧を放置してよいということはありません。適正な血圧を維持するようにしましょう。

（木村 健二郎）

最近，"もう年だから，動脈硬化がおこってもピンピンコロリといくからそのほうがよい"という方も多いように思えます。そのときには，"人生100年時代となりつつありますから，○○さんが75歳でもあと25年間，健やかに年をとっていかないと，その間に脳卒中をおこして，手足が麻痺したら大変ですよ"と話すことが多くなってきました。

（宮崎 正信）

私はこんな風に高血圧患者さんを診ています

高血圧の初診患者さんでは，年齢，生活背景，既往歴，合併症，肥満や喫煙・睡眠時無呼吸症候群の有無，家族歴，内服歴などから，高血圧の原因を探ります。

比較的若年の患者や著明な高血圧患者では，二次性高血圧の鑑別に腎エコーや各種ホルモン検査を行い，必要により内分泌科医に紹介し，手術など根本的治療につなぎます。

高血圧や心血管イベント（脳梗塞，虚血性心疾患）の家族歴がある方は，「自分はそうなりたくない」と思っている方が多く，治療の動機付けになります。

肥満に対する減量（栄養・運動指導，抗肥満薬など）は，美容や若返りにからめて説得すると実践していただける方がおられます。食生活の聞き取りで食塩摂取過剰が疑われる方は，24時間蓄尿により実際の食塩摂取量を測定し，結果を示すと，説得力ある減塩指導ができます。栄養指導の結果，蓄尿による再検をして減塩の達成度を示すことは治療の継続に有効です。

問診で睡眠時無呼吸症候群が疑われる方は，自宅で検査を実施いただき，評価に基づきC-PAP（持続陽圧呼吸療法）を行ってもらいます。

高血圧症は症状に乏しいため，治療効果を上げるには，（特に男性患者さんの場合）ご家族の協力が非常に重要と考えています。当院では，できる限りご家族（妻，娘さんなど）の同伴を勧奨しています。ご家族からの情報（減塩していると本人は言うが，実際は刺身をしょうゆの海で泳がせて食べている，など）が治療の参考になることも少なくありません。

（磯崎 泰介）

高血圧の状態を理解してもらうために

血圧が高いことをどうイメージしてもらうか？　血管の身になって考える

　　たとえば，血圧が高いと血管にどれだけの圧力がかかるか，水圧に置き換えてその違いを考えてもらうとイメージしやすくなります。(図)「血圧と血管の壁にかかる圧力」を使って説明してみます。

　　「血管の身になって聞いてください」と話します。血管の太さを知らない人が多いので，「血圧を測っている血管の太さってどれくらいかわかりますか？」と聞きます。実際にイメージしてもらいやすいように500円玉を準備し，「心臓からどっと血液が出る血管が500円玉の太さです。時代劇で切腹するときに切る血管です。血管は段々細くなります」と話します。そして鉛筆の先を見せながら「ここの腕の血管は大体8 mmです。この鉛筆くらいです。今日の血圧が180 mmHgだったでしょう。ガラスの管に入っている水銀を180 mmの高さまで押し上げる力です。ガラスの管の中に入っているのが水の場合には，2 m 45 cmまで押し上げる力です。大きな噴水の高さですよね。私の血圧は120 mmHgなので，水を1 m 63 cm，ちょうど私の身長くらいまで押し上げる力です。Bさんの血圧と私の血圧とでは，水を押し上げる力が，噴水の高さ，80 cmくらいの差があるんですよ」と言って，血管の中にかかっている圧力の差を具体的に示して見せます。

　　「2 m 45 cmの噴水と1 m 63 cmの噴水の圧がかかっている血管の壁の気分になったら，どうですか？　血管の壁も大変ですね。実際，高い圧がかかっている血管では，1番内側の壁(内膜)は少しずつ障害を受けていくのです。そうした状態(高血圧)が長い間続くと，段々血管が硬くなり，また血管の中が狭くなってくるんです」と説明します。

　　「血圧は，臓器や細胞に血液を送るために必要で，一つ一つの細胞は絶えず物質交換をすることで生き続けられます。効率のよい物質交換には，スムーズな血液の流れが重要なので，腕の血圧が180 mmHgの人でも120 mmHgの人でも，毛細血管の圧は一定です。この調整を行っているのが，毛細血管の前にある細動脈です。細動脈が頑張って，血管を縮めたり広げたりして，毛細血管の圧を一—

図　血圧と血管の壁にかかる圧力

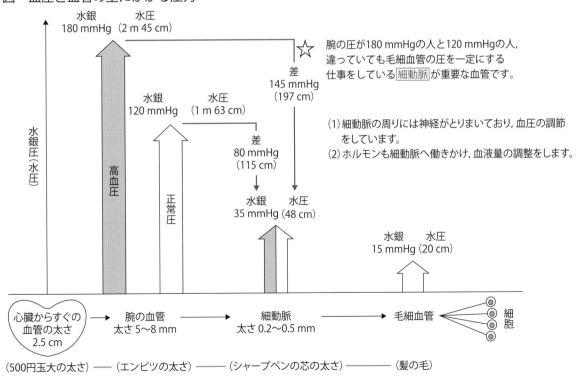

定にしていますが，細動脈の気分になったらどうでしょう？　高血圧の人の細動脈は，いつもいつも収縮し血液の流れを抑えるために働き続けます。高い圧に一生懸命耐えています」と細動脈にかかる負担をイメージしてもらいます。

農家の人には田の畦を例にとる

　　　農家の方だったら田んぼの畦を想像してもらいます。「畦のところに水が勢いよく流れてきたらどうなる？　想像してみて？」と問いかけると，「畦が崩れたり，決壊するかもしれない」という答えが返ってきます。それと同じことが血管の中でおこっている。

　　　「今度から噴水を見たら自分の血管を思い出してください。高血圧のときは，血管は圧に耐えて頑張っているんです。そう思うと自分の身体ってすごいと思いませんか？　すごいんです。でも高血圧が長く続くと，段々耐えられなくなって，血管がもろくなって出血したり，詰まったりするのです」と付け加えます。

SUMMARY

　「診察室での血圧は高血圧レベルであるが，家庭血圧など診察室外の血圧が正常域であるもの」を白衣高血圧という（4章-1）。高血圧治療ガイドライン2019では，「白衣高血圧は非高血圧（正常血圧，正常高値血圧，高値血圧）と比較して，将来的な脳心血管病イベントリスクが高いため，注意深いフォローが必要である」とし，「基本的には血圧に対する薬物治療を行わず，将来高血圧に進展する可能性が高いことを説明し，家庭血圧測定と生活習慣修正を指導して定期的に経過観察を行う」（4章-2）としている。これまで，白衣高血圧は持続的高血圧（診察室血圧も診察室外血圧も高い）に比し，臓器障害は軽度で心血管予後も良好であるとされてきたが，2019年のガイドラインでは，白衣高血圧の脳心血管病への危険をより重視する姿勢に変わっている。

　標準的な健診・保健指導プログラム（平成30年度版）では特定健診の場で測定した血圧の値で保健指導・受診勧奨を行うこととなっているため，白衣高血圧が疑われる場合でも「特定健診の場で測定した血圧の値で保健指導・受診勧奨を行う」ことになる。

　しかし，健診の場での高血圧には白衣高血圧が含まれている可能性があるうえ，白衣高血圧に関する認識度が広がっている現在，健診の場での高血圧に対して住民が「自分の血圧は，健診のときは高いが普段は高くない（白衣高血圧である）」として，健診の場で認められた高血圧に真剣に向き合わない理由（もしくは真剣に向き合わない言い訳）にもなっている。白衣高血圧について理解しておくことは，健診の場での高血圧の扱いを判断するうえで大切な課題である。

　保健指導に携わる者は，白衣高血圧について以下の点は理解しておきたい。

1. 白衣高血圧か持続性高血圧かの判断には，正確に測定された家庭血圧の値が必要である。高血圧治療ガイドライン2019に記載されている家庭血圧測定の条件（2章-8）を守って家庭血圧が測定されていることを確認することが必要である。

2. 「自分は白衣高血圧である」として保健指導や受診勧奨に応じることに抵抗感をもつ住民に対しては，「白衣高血圧の診断は，かかりつけ医の判断にゆだねるべきことである」こと，「特定健診は厚生労働省の定めるルール（標準的な健診・保健指導プログラム（平成30年度版））に従う必要がある」ことについて理解を求め，受診勧奨，保健指導を行うことが適切である。

3. 保健指導では，①白衣高血圧は将来，持続的高血圧に進展する率が高いこと，②白衣高血圧も脳心血管病の危険が高いとする報告があること，③生活習慣の修正や家庭血圧測定が，持続的高血圧への進行の早期発見と予防に重要であること（4章-3），④特に，喫煙，肥満，脂質異常症，糖尿病などを有する人は，生活習慣の修正がより重要であること，などしっかり指導する必要がある。

　白衣高血圧とは逆の病態として仮面高血圧がある。健診時や診察室での血圧は正常だが，家庭血圧が高血圧レベルの場合である。

　仮面高血圧の脳心血管病発症の危険度は，持続性高血圧と同程度とされている（4章-4）。標準的な健診・保健指導プログラム（平成30年度版）では，仮面高血圧に対する受診勧奨や保健指導を指示していないが，高血圧治療ガイドライン2019では「健診時血圧が130/85 mmHg未満であっても，家庭血圧が135/85 mmHg以上の場合は仮面高血圧として受診勧奨する」としている。特定保健指導では標準的な健診・保健指導プログラム（平成30年度版）に従うことから，仮面高血圧は受診勧奨の対象にならないが，かかりつけ医のなかには「仮面高血圧は受診勧奨されるべき」と考える医師がいる可能性があることは理解しておきたい。

　白衣高血圧は，診察室で測定した血圧が高血圧であっても，診察室外血圧では正常域血圧を示す状態である（図）。診察室血圧が140/90 mmHg以上で高血圧と診断された者の15〜30％が白衣高血圧であるとされており，その頻度は高齢者で増加する。

　診察室で血圧を測定する場合，医師との会話への緊張感，診察のなかで示される可能性のある悪い情報に対する心配，待ち時間に対するイライラ感，などが影響して通常の血圧よりも高くなっている可能性がある。特定健診の場で測定する血圧でも，診察室血圧と同様，家庭血圧に比し高くなっていることがあり得る。健診での高血圧に対し「普段の血圧は高くないの

で，健診での高血圧は気にしない」と考える住民の声も少なくない。白衣高血圧について理解しておくことは特定健診や保健指導にかかわるものにとって大切な事項である。

　なお，診察室で血圧が上昇する現象を白衣現象といい，白衣現象のなかで家庭血圧が正常域で診察室の血圧が高血圧域を示すものを白衣高血圧という。したがって白衣現象には，家庭血圧が高血圧域にあって診察室ではさらに上昇する場合も含む。

　白衣高血圧とは逆の病態として仮面高血圧がある（4章-4）。

図　血圧測定と高血圧診断手順

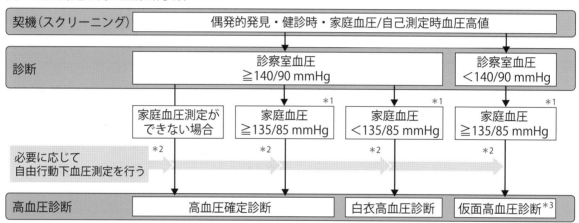

*1 診察室血圧と家庭血圧の診断が異なる場合は家庭血圧の診断を優先する。自己測定血圧とは，公衆の施設にある自動血圧計や職域，薬局などにある自動血圧計で，自己測定された血圧を指す。
*2 自由行動下血圧の高血圧基準は，24時間平均130/80 mmHg以上，昼間平均135/85 mmHg以上，夜間平均120/70 mmHg以上である。自由行動下血圧測定が実施可能であった場合，自由行動下血圧値のいずれかが基準値以上を示した場合，高血圧あるいは仮面高血圧と判定される。またすべてが基準値未満を示した場合は正常あるいは白衣高血圧と判定される。
*3 この診断手順は未治療高血圧対象にあてはまる手順であるが，仮面高血圧は治療中高血圧にも存在することに注意する必要がある。
（日本高血圧学会高血圧治療ガイドライン作成委員会：高血圧治療ガイドライン2019，ライフサイエンス出版，p20図2-1，2019）

4章-2　白衣高血圧者であることの危険性

　高血圧治療ガイドライン2019では「白衣高血圧は非高血圧（正常血圧，正常高値血圧，高値血圧）と比較して，将来的な脳心血管病イベントリスクが高いため，注意深いフォローが必要である」としている。高血圧治療ガイドライン2014では「白衣高血圧は家庭血圧も高い高血圧（持続的高血圧）に比し，臓器障害は軽度で，心血管予後も良好である」としていたが，新しいガイドラインでは白衣高血圧の脳心血管病への危険をより高く評価する姿勢に変化させている。その理由は，高血圧治療ガイドライン2019作成までの新たな検討で，白衣高血圧は非高血圧群に比し，脳心血管病発症

のリスクが高まるとする報告があることによる（白衣高血圧では非高血圧群に比し，脳心血管病の発症のリスクが33％もしくは28％増加するとされる報告を紹介している）。一方，「その根拠になった研究結果の解釈に課題が残されていること，脳卒中や心疾患に限って発症や死亡に及ぼす白衣高血圧のリスクを検討した結果では有意なリスクとなるという結論が得られなかった」ことを考慮して，「白衣高血圧には，基本的には血圧に対する薬物療法を行わず，将来高血圧に進展する可能性が高いことを説明し，家庭血圧測定と生活習慣修正を指導して定期的に経過観察を行う」として

いる。

また，高血圧治療ガイドライン2019では「白衣高血圧者の持続性高血圧への高い移行リスクが報告されて

いる」としている。その危険は血圧正常者に比し2.86倍の高さとされている。

4章-3　特定健診での白衣高血圧の扱い方

高血圧治療ガイドライン2019では，白衣高血圧に対して「基本的には薬物治療を行わず，将来高血圧に進展する可能性が高いことを説明し，家庭血圧測定と生活習慣修正を指導して定期的に経過観察を行う」としている。また「特定健診・特定保健指導における高血圧対策の実際」（高血圧治療ガイドライン2019 表7-2）のなかで，「健診や保健指導を行う場合には，測定血圧値に加えて家庭血圧値も参考にして判断する」として家庭血圧値も参考にして保健指導を行うことを求めている。

しかし，標準的な健診・保健指導プログラム（平成30年度版）では健診の場での血圧値に従った対応を指示しており，家庭血圧を把握したうえでの対応を指示していない。そのため，特定健診での血圧値によっては両者が求める対応に差が出てくる。

両者の対応に差が出る部分は，以下の点である。

1. 特定健診の血圧が130/85 mmHgと140/90 mmHgの間の場合，標準的な健診・保健指導プログラム（平成30年度版）では「生活習慣改善の指導」を行うことになっているのに対し，「高血圧治療ガイドライン2019」では「家庭血圧が125/80未満では白衣高血圧として血圧高値と扱わない」としている。

2. 健診時血圧が130/85 mmHg未満の場合，標準的な健診・保健指導プログラム（平成30年度版）では生活習慣改善の指導は必要ないが，高血圧治療ガイドライン2019では，「健診時血圧が130/85 mmHg未満であっても，（中略）家庭血圧が135/85 mmHg

以上の場合は仮面高血圧として受診勧奨する」としている。

3. 標準的な健診・保健指導プログラム（平成30年度版）では，「特定健診で140〜159/90〜99 mmHg以上の場合，生活習慣を改善する努力をしたうえで数値が改善しないなら受診」としているのに対し，高血圧治療ガイドライン2019では「140〜159/90〜99 mmHgの高血圧に糖尿病や慢性腎臓病がある場合にはただちに受診を勧める」として，糖尿病などの合併を把握したうえでの対応を指示している。

両者の対応指示の違いは，いずれ修正され統一されると考えられるが，当面は，特定健診での高血圧の取り扱いについて，特定健診の実施要領を定めている標準的な健診・保健指導プログラム（平成30年度版）（表）によることが適切であると筆者は考える。その理由として，特定健診の結果は厚生労働省の健康政策や特定健診の実施主体の健康増進のための取り組みに生かされるなど公共的な意味合いを強くもっていることから，その実施基準に従うべきであるとの考え方による。また白衣高血圧の扱いについては，「家庭血圧を用いる場合には，決められた条件で測定された家庭血圧の値が必要である」こと，「白衣高血圧との診断はかかりつけ医の判断にゆだねるべきである」ことなどを考慮し，家庭血圧の値がわかっていたとしても，白衣高血圧である可能性があることを伝えたうえで，かかりつけ医に受診させるのが適当であると考えるからである。

表　血圧高値に対するフィードバック文例集【健診判定と対応の分類】

健診判定			対応	
			肥満者の場合	非肥満者の場合
異常 ↕ 正常	受診勧奨判定値を超えるレベル	収縮期血圧≧160 mmHg または 拡張期血圧≧100 mmHg	①すぐに医療機関の受診を	
		140 mmHg≦収縮期血圧＜160 mmHg または 90 mmHg≦拡張期血圧＜100 mmHg	②生活習慣を改善する努力をしたうえで，数値が改善しないなら医療機関の受診を	
	保健指導判定値を超えるレベル	130 mmHg≦収縮期血圧＜140 mmHg または 85 mmHg≦拡張期血圧＜90 mmHg	③特定保健指導の積極的な活用と生活習慣の改善を	④生活習慣の改善を
	正常域	収縮期血圧＜130 mmHg かつ 拡張期血圧＜85 mmHg	⑤今後も継続して健診受診を	

（厚生労働省：標準的な健診・保健指導プログラム（平成30年度版）（http://www.mhlw.go.jp/stf/seisakunitsuite/bunya/0000194155.html（2019年12月12日アクセス）））

白衣高血圧とは反対に「診察室血圧は正常域血圧で診察室外の血圧が高血圧である」場合があり，仮面高血圧と名付けられている。「仮面高血圧の心血管疾患の相対発症リスクは，持続性高血圧と同程度である」とされている。健診での血圧が正常であっても仮面高血圧である可能性までは否定できない。そのため，家庭血圧の測定を広めていくことは仮面高血圧を発見するうえでも大切である。仮面高血圧である可能性が高い者として，降圧療法中のすべての高血圧患者，高値血圧(130〜139/85〜89 mmHg)，喫煙者，アルコール多飲者，精神的ストレス(職場，家庭)が多い者，身体活動度が高い者，心拍数の多い者，起立性血圧変動異常者(起立性高血圧，起立性低血圧)，肥満・メタボリックシンドロームや糖尿病を有する患者，臓器障害(特に左室肥大)や心血管疾患を合併している例などがある(図)。こうした要素を有する住民には家庭血圧の測定を積極的に勧めたい。

図　仮面高血圧に含まれる病態とその因子

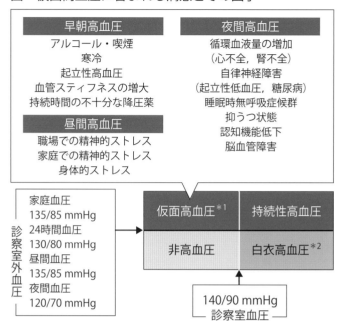

*1 治療中患者の仮面高血圧は治療中仮面高血圧と記載される。
　仮面コントロール不良高血圧と記載される場合もある。
*2 治療中の場合は，白衣現象または白衣効果を伴う高血圧と記載される。
(日本高血圧学会高血圧治療ガイドライン作成委員会：高血圧治療ガイドライン2019, ライフサイエンス出版, p21図2-2, 2019)

Q&A　4-1　家庭血圧が低ければ，本当に血管への影響はないのか？

高血圧治療ガイドライン2019は，「白衣高血圧には，基本的には血圧に対する薬物治療を行わず，将来高血圧に進展する可能性が高いことを説明し，家庭血圧測定と生活習慣修正を指導して定期的に経過観察を行う」としている。

治療の実際の扱いの観点から書かれているこの文章からは，高血圧治療ガイドラインが「白衣高血圧の状態である限り，血管への影響はない(脳心血管病の危険性がない)」としているという理解もでてくる。しかし，高血圧治療ガイドライン2019では第2章「血圧測定と評価」の「POINT 2b」で，「白衣高血圧は非高血圧(正常血圧，正常高値血圧，高値血圧)と比較して，将来的な脳心血管病イベントリスクが高いため，注意深いフォローが必要である」として「脳心血管病発症の危険性が高い」と明示している。

4章-2に記載したとおり，高血圧治療ガイドライン2019は，脳心血管病発症の危険性を示しつつも，白衣高血圧の脳心血管病発症への影響について相反する結果も出ていることから，「薬物療法までは勧めず，注意深い経過観察をすることを勧めている」のである。

「白衣高血圧が心血管病の発症に悪影響を与えるのではないか」と考えての研究が進められてきた結果，近年「白衣高血圧が脳心血管病の発症リスクを高める」という報告が出されるようになってきた。こうした経緯を考えると，筆者は「白衣高血圧が血管に悪影響をすることはない」と考えて対応することよりも，「ガイドラインでは薬物療法までは勧められていないが，持続的高血圧に移行する危険を少なくするためにも，心血管病の発症のリスクを低めるためにも生活習慣の修正は行うべきである」と考えて対応するのが妥当であると考えている。

Q&A　4-2　緊張による血圧上昇は長期的にみても，臓器障害をおこす問題がないか？

緊張すれば血圧が上昇することは生理的反応であり，短期的な緊張による血圧上昇を過度に心配することはない。

しかし，高血圧治療ガイドライン2019では「心理

的・社会的ストレスによって高血圧発症が2倍以上高まる」としているうえ，白衣高血圧や仮面高血圧の発症にストレスが一因となる可能性が指摘されていることから，持続するストレスが長期的に高血圧を介して臓器障害をおこす可能性はあると考えられる。

緊張により血圧が上昇しやすい人，ストレスが多く緊張による血圧上昇が続く場合には，リラックスする時間をもつなどストレス対策を取ることが望ましい。また，白衣高血圧は持続的高血圧に移行する可能性が高いことを考慮し，家庭血圧を測定・記録することが望ましい。

Q&A 4-3 「急いで病院に来た」，「今日は寝不足」は高血圧の理由として正しいか？

こうした理由で血圧が高くなっている可能性はある。ただし「急いで来た」もしくは「寝不足であった」から「血圧が高くても問題ない」ということにはならない。「血圧測定が正確に行われなかったため，高血圧か高血圧でないか判断できない」というのが正確な判断である。こうした条件で測定した血圧が高血圧の範囲である人のなかには本当に高血圧である人が少なからず含まれている。

高血圧であるかどうかの判断は，安静にした状態で測定した血圧で判断することとなっているので（2章-7, 8），「落ち着いた状態，寝不足でない状態では血圧が正常である」ことを確認する必要がある。

「急いで健診の場に来た」ことによって血圧が上昇している可能性がある人については，安静後に再検した血圧で判断することでよいと思われるが，「寝不足」の人については，条件を改めて再検することは現実的に困難なことから，標準的な健診・保健指導プログラム（平成30年度版）に従い受診勧奨，保健指導を行うことになる。

こうした人のなかには持続性高血圧でありながら，「高血圧である現実を受け入れたくない」人が多く含まれる可能性がある。そのため，家庭血圧の測定と記録を行うことを勧めることも重要である。家庭血圧が高いことを自ら確かめることが，高血圧であることを受け入れるきっかけになることが少なくないからである。

Q&A 4-4 白衣高血圧の可能性が高い住民への受診勧告の仕方はどうすればよいか？

ある保健師から寄せられた質問は「持参した記録（家庭血圧）は正常であったが，健診時に高血圧であったため，家庭血圧の記録を持って受診するよう受診勧奨したところ，受診先の医師から，白衣高血圧なので受診しなくてよかった，と言われたという。どう指示すべきだったか」というものであった。

高血圧治療ガイドライン2019では，「白衣高血圧には，基本的には血圧に対する薬物治療を行わず，将来高血圧に進展する可能性が高いことを説明し，家庭血圧測定と生活習慣修正を指導して定期的に経過観察を行う」と記載されている。そのため，かかりつけ医によっては「家庭血圧が正常であれば，健診の場での血圧が高くても薬物治療の対象ではない。特定健診の場で，高血圧の危険因子に関連した生活習慣の修正や，家庭血圧の継続測定などに関する保健指導が行われていれば受診の必要はない」と考える医師がいる可能性はある。

しかし，特定健診での結果（高血圧を含む）に基づく受診勧奨や保健指導の扱いの基準は，あくまでも標準的な健診・保健指導プログラム（平成30年度版）に従うことが特定健診に関係する人には求められる。「受診勧奨対象の基準」を決めるのは，「特定健診の仕組みを決め，実施を依頼している組織」である。標準的な健診・保健指導プログラム（平成30年度版）では，「140/90 mmHg以上を受診勧奨」としていることから，特定健診の場の血圧が140/90 mmHg以上であれば受診勧奨をすることは必要なことである。たとえ，そのケースが白衣高血圧であったとしても，脳心血管病の発症に関する他の危険因子の評価を含め，その後の管理方針を決めるのは主治医の仕事であり，「家庭血圧の記録を持って受診するよう指示した」ことは正しい判断であると考える。

健診結果の扱いについて，保健指導の現場とかかりつけ医との間で判断が一致しないこともあるが，この不一致は解消されるべきである。というのは，保健指導や受診勧奨に従って行動した住民が困惑したり，迷いが生じることがあれば，「住民が特定健診を受診し，特定健診の結果に基づいて健康長寿の達成に努力する」という特定健診への信頼が揺らぎかねないからである。こうした医療者サイドの対応の不一致が生じないよう，特定健診実施者と地域の医療機関とが共通の基準で対応することが必要であり，そうした関係を築くことは特定健診実施者と地域の医療機関の共通の責任であろう（14章）。

診察室血圧が高い場合の対処法

　診察室血圧（当院では実際には待合室血圧）が高い方は時々おられ，本文中のように，「寝不足だった」，「急いで来たばかりなので」とおっしゃる方もおられます。受付に提出した最初の血圧より低い再測定結果を診察室に持参される方もおられます（患者さんはカルテに再測定結果を記載すると安心した表情をされます）。待合室血圧が非常に高い方は，診察室で再度測定して比較します。

　このようにクリニックでの血圧変動が大きい場合や，クリニックでの血圧と家庭血圧の変動が大きい場合，「いったいどの血圧が本当ですか？」と尋ねられたら，「どの血圧も本当です」とお答えします。そして，「緊張による一時的な血圧上昇も含めて血圧は常に変動していること，運転中に追い越しするだけでも上昇すること，治療により変動をできるだけ少なくすることで脳卒中や心臓発作のリスクを減らすことができます」と付け加えてご説明しています。

　実際，治療が順調に進むと家庭血圧の変動や，家庭血圧と診察室血圧の変動も少なくなってきます。ただし，治療が経過しても血圧変動が大きいままの方もおられ，超高齢者の方や脳梗塞の既往がある方など，動脈硬化が顕著な場合が多いという印象をもっています。

（磯崎　泰介）

血圧は1回の測定で判断できないことを理解してもらうために

「血圧は測るたびに値が変わるから信用しない」と言われたら

　「血圧の値は測るたびに違うから血圧の結果は信用しない」と言われたらどうしますか？　困りますね。でもこう言われたら逆にチャンスだと思います。というのは，この人は自分の血圧のことを考えてみたことがある可能性が高いからです。血圧についてより深く理解してもらうチャンスだと思います。「そうなんです。血圧の値は常に変化しているんです。1回で決められないんです。健診で血圧が高くても家では低いかもしれないですね。だから，家で毎日血圧を測って，高い値が多いか，低い値が多いのか確認しなければいけないんです」と家庭血圧を測定し，記録してもらうことの大切さをお話しします。

自分の血圧の値を知る，自分で判断する

　普段の自分の血圧値がはたして高い値なのかどうかを住民自身が確認し，判断するために血圧手帳に記録してもらいます。その結果を自分で判断できるように，「血圧は1回の測定では判断できません」（図）で説明します。

　血圧には4つのタイプがあること，家で測った血圧と，健診や医療機関で測った値の両方で判断することを伝えます。継続的に血圧を測ることによって自分がどのタイプに属するか住民自身で判断できます。このときに押さえておきたいことは，正常血圧であっても血のつながっている家族に高血圧の人がいる人は，将来，血圧が高くなる可能性があるので血圧測定を継続すること，そして白衣高血圧のタイプに入った人に対しては，すぐに薬物治療を始める必要はないが，白衣高血圧は将来本当の高血圧になる可能性があることを伝えます。そして，仮面高血圧や持続性高血圧の範囲に入った人には治療（生活習慣是正，薬物治療）が必要と判断されることを説明します。そしてこのときに大切なのは，血圧が高いことによって血管の壁に負担がかかっていることをイメージできるように伝えることです（3章　自主研保健師の実践紹介参照）。住民の言葉を入り口に，高血圧治療ガイドラインをもとに自分はどのタイプか，実際の血管にかかる圧をイメージしながら，一緒に確認していくプロセスが大切だと思います。

図　血圧は1回の測定で判断できません
　　高血圧にもタイプがあります─「白衣高血圧」「仮面高血圧」

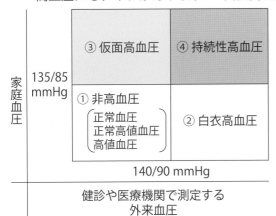

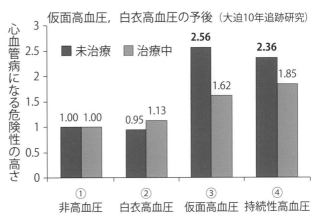

仮面高血圧，白衣高血圧の予後（大迫10年追跡研究）

	①非高血圧	②白衣高血圧	③仮面高血圧	④持続性高血圧
	家庭，外来血圧ともに正常	家庭血圧は正常なのに，外来血圧では高血圧になるタイプ	外来血圧は正常なのに，家庭血圧では高血圧になるタイプ ＊40歳以上では10人に1人が仮面高血圧といわれています	外来血圧，家庭血圧ともに高い状態
	高血圧遺伝を有する方は血圧測定をお続けください	薬物療法をすぐに始める必要はありませんが，修正すべき生活習慣があれば修正してください 将来持続性高血圧になりやすいです	治療が必要です	治療が必要です

SUMMARY

　高血圧が長期間続くと，脳卒中や心筋梗塞，腎不全など重篤な疾患をおこす危険性が高くなる。しかし，高血圧そのものによる自覚症状が少ないため高血圧治療の必要性が実感されず放置されていることが少なくない。高血圧アンケートでⅡ度以上の高血圧でありながら，「体の調子が悪くないので気にならない」，「若い頃から高めと言われているから気にしない」，「自覚症状がない」，「なんともない」としている人たちの回答はこうした事情を反映している（巻末付表1，1章-4）。

　高血圧に主体的に向き合い，生活習慣の修正や降圧薬服用を継続的に行うモチベーションをもつうえで，「高血圧の場合に，どのようにして困ることがおきるか」を具体的にイメージできるようになることが重要である。

　血液が身体の隅々に運ばれていくことで，身体の中の細胞は酸素や栄養分を受けとることができる。運動やストレスなどで血圧が高くなったり，脱水で血圧が低下するなど，血圧が変動するたびに各臓器に送られる血液量が大きく変化すると，各臓器の毛細血管に大きな圧がかかったり，臓器に供給される酸素や栄養分が不足するなどの可能性がある（5章-1）。こうしたことを防ぐため，血圧が高くなった場合でも各臓器に流れ込む血液量が大きく変化しないよう，身体の中では細い動脈（細動脈）が収縮・拡張して血管の太さを変化させる仕組みが働いている。血圧の上昇が一時的なものであれば，細動脈は収縮している状態から元の状態に戻ることができるが，血圧の上昇が持続すると細動脈は収縮を続けることになり，細動脈の壁が厚くなったり，血管壁が障害され動脈硬化をきたす（5章-1）。動脈硬化がおきても，血圧を高くすることで臓器への血液の供給を保つため症状はないことが多い。しかし動脈硬化が進行して，脳や心臓・腎臓への血液の流れが大きく減少するようになると，脳卒中，心筋梗塞，腎機能障害などをおこし，それらによる症状（脳卒中による麻痺，心筋梗塞による胸痛，腎機能障害による浮腫など）が出現する。

　「血圧が高いことそのもので症状が出ることは少ないが，高血圧が長期間続くと臓器障害が生じ症状が出る」というしくみは，高血糖や脂質異常症の場合と同じである。糖尿病や脂質異常症も，短期間であれば無症状の場合が多いが，年単位で高血糖や脂質異常症が続くと脳卒中や心筋梗塞，腎障害が生じ自覚症状が出現する（5章-2，3）。脳卒中や心筋梗塞をおこしてから血圧を下げても壊れた脳や心臓が元に戻るわけではない。したがって，高血圧を早期に発見し動脈硬化の進行が進む前に治療をすることが重要になる。

　高血圧は，脳卒中や心筋梗塞，認知症，慢性腎臓病（5章-4，5，6）などを引き起こし，日本人の死亡や寝たきり（5章-7）の原因となる。高血圧は日本人の健康寿命を短くしている主要な原因であり，健康寿命を伸ばすうえで高血圧対策は中心的課題である。

　収縮期血圧と拡張期血圧は，どちらか単独の高値であっても脳心血管疾患の発症を増やすことが知られている（5章-8）。

　高血圧は単独でも心血管疾患の発症の危険を増加させるが，喫煙や糖尿病，脂質異常症などが加わると，その発症頻度は一層高くなる（5章-9）。そのため，高血圧治療ガイドライン2019では高血圧以外の危険因子も考慮して治療方針を判断することを勧めている。保健指導においても，高血圧だけでなく，脂質異常症，糖尿病，喫煙などの有無も考慮に入れて，高血圧治療の必要性や生活習慣修正の必要性を指導することが重要である。

2章-4に示したように，バーベルを持ち上げる運動（静的な運動）や全速力で走る運動（動的な運動）によって著しい血圧の上昇が生じるが，こうした一時的な血圧の上昇によってただちに何かの臓器障害や自覚症状が出るわけではない。

血圧が高くなり，その圧力が毛細血管のレベルまでそのまま伝わると，血管内から外へ押し出される体液量が増え，身体にとっての不都合がおこりかねない。たとえば，腎臓の糸球体の血圧が上昇すると糸球体濾過量が増加し尿量が多くなる可能性がある。脳では細胞外液が増加し脳圧の亢進を招きかねない。逆に血圧が低下したときには毛細血管内の圧が低下し，細胞周辺へ押し出される体液量（細胞外液量）が減少し細胞は酸素不足や栄養不足になりかねない。そのため血圧が変動したときに，毛細血管に流れる体液量や毛細血管内の圧が一定になるような調節が行われる。心臓につながる大動脈は枝分かれし徐々に細くなっていき，最終的には小動脈，細動脈を経て毛細血管となる（その後は静脈となって心臓に血液が戻る）。小動脈，特に毛細血管の手前にある細動脈（糸球体では輸入細動脈）が伝わる血圧を感知し，血圧が上がれば収縮し，血圧が下がれば拡張する性質をもっている。このことにより血圧（われわれが測定している血圧は比較的太い動脈内の圧）が上昇しても，細胞の近くの毛細血管を流れる血液量，細胞外液量は一定に保たれる。そのため血圧が多少変化しても全身の細胞は安定した環境に囲まれていることになり自覚症状は出ないが，その影響は細動脈の障害となって出てくる。

血圧が高い状態が続くと，動脈の中を覆う内皮細胞は高い圧にさらされ続ける結果，傷害され動脈硬化が生じてくる。特に，細動脈は常に収縮していることになり細動脈壁の肥厚（図）が生じてくる。高血圧が持続すると，こうした変化により，主として小動脈，細動脈レベルの血管の障害が進み，血管の破たん，血管の閉塞，血管内腔の狭小化が生じ，脳（脳出血，脳梗塞），心（狭心症，心筋梗塞），腎（腎硬化症）など重篤な障害を生じることとなる。

図　高血圧による細動脈の変化

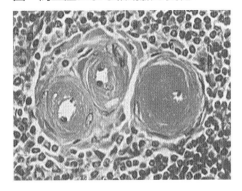

高血圧が持続すると心臓や血管に障害が出てくるが，その進行の一部は，胸部X線写真や心電図，血液検査など特定健診の健診項目，眼底写真や頸動脈エコー検査などでも実感できることがある。

高血圧が持続すると心肥大が生じるが，この変化は胸部X線写真での心陰影の拡大（心胸比の増大）となって現れる。心電図では心筋の肥大の結果R波が高くなる。また，冠動脈の狭窄が進むと心筋の虚血状態により心筋が障害され，心電図のT波が低くなったり，下向き（T波の逆転）になったりする（図）。こうした変化から心臓に障害が生じていることを知ることができる。

高血圧患者の網膜血管を眼底写真で観察すると，硬くなった動脈により静脈が圧迫され細くなっている像や，網膜に出血や虚血による白斑が見えることがあり，頸動脈エコー検査では脳に血液を送る頸動脈の動脈硬化の様子を直接観察することができる。

血液検査では，腎臓の血管の動脈硬化が進んだ場合にみられる腎機能の低下を知ることができる。

これら胸部X線写真，心電図，眼底所見，頸動脈エコー検査，血液検査などの異常は，高血圧以外の疾患によって生じている場合もあるので，高血圧の結果であると断定できないが，それらの変化の原因もしくは増悪因子として高血圧が関与している可能性は高く，「高血圧の管理をしっかりして，これらの異常を進行させないことが重要である」ことを実感することはできる。

こうした検査で明らかな異常が生じていても，多く

図　高血圧による心電図変化

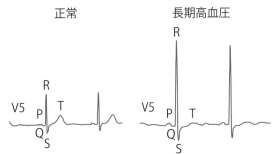

の場合，無症状である。無症状でもこうした変化が心臓や血管におきていると理解してもらうことは，「無症状でも身体の中では変化がおきている可能性があることを理解する一助」となるであろう。

5章-3　糖尿病も，症状がない期間が長く続いた後に脳卒中や腎不全を発症する

ほとんどの高血圧では自覚症状がないが，長く続くと脳心血管病を発症する。同じことが高血糖，脂質異常症でも認められ，サイレントキラーともよばれる。

糖尿病では高血糖が強い場合に多尿，口渇，体重減少などの自覚症状で糖尿病に気がつくこともあるが，糖尿病が20年近く経過して腎障害による浮腫が出現して初めて自覚症状が出ることも少なくない。浮腫が出現するのは顕性腎症期から腎不全期であり，糖尿病の悪化の最終段階に近い（図）。この段階になってから糖尿病の治療をしても透析にならないようにすることは難しい。

糖尿病では，「微量アルブミンの測定，眼底検査，腎生検，腎機能検査」などを行い，症状がない段階でも血管の障害や腎障害の進行を確認している。そのため，患者自身が「糖尿病による障害が身体の中に進行している」ことを実感できる。

「高血糖が長く続いて腎不全に至る糖尿病の経過」を理解してもらうことは，高血圧のある人に「自覚症状がなくても全身の血管や腎臓の障害が進むことがある」と理解してもらううえで有用である。

図　2型糖尿病性腎症の臨床経過

この図では横軸に糖尿病になってからの年数を示す。糖尿病になってから数年経過すると，尿蛋白がわずかに陽性（微量アルブミン尿）となる（早期腎症期）。15年くらい経過すると尿試験紙でも見つかる尿蛋白陽性となる（顕性腎症期）。この頃になると急激にeGFR（推算糸球体濾過量）が低下し始め，糖尿病発症から20年前後に透析が必要になる（腎不全期）。自覚症状は，顕性腎症期に入って出現する浮腫が最初であることが多い。この経過図からは，自覚症状が出るのは糖尿病の最後の段階（透析が必要になる直前）であることがよく理解できる。

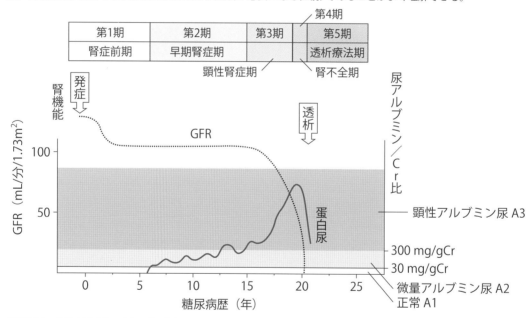

（槇野博史：糖尿病性腎症─発症・進展機序と治療，診断と治療社，p192，1999より改変）

高血圧治療ガイドライン2019には，「高血圧の疫学のポイント」の中に下記のように記載されている。

1. 120/80 mmHgを超えて血圧が高くなるほど，脳心血管病，慢性腎臓病などの罹患リスクおよび死亡リスクは高くなる。

2. わが国における高血圧に起因する脳心血管病死亡者数は年間約10万人と推定され，脳心血管病死亡の要因として最大である。脳心血管病死亡の約50％が，120/80 mmHgを超える血圧高値に起因するものと推定される。

3. 血圧指標のなかでは収縮期血圧が脳心血管病リスクをより強く予測し，他の危険因子の合併により脳心血管病リスクはさらに高くなる。

4. わが国の高血圧者数は約4,300万人と推定され，そのうち3,100万人が管理不良である。このうち，自らの高血圧を認識していない者1,400万人，認識しているが未治療の者450万人，薬物治療を受けているが管理不良の者1,250万人と推計される（1章-2）。

1）EPOC-JAPAN研究の結果

高血圧治療ガイドライン2019に引用されている「血圧レベル別の脳心血管病死亡ハザード比（正常に比べ，何倍の危険があるかを示す）」によると血圧が高くなるほど脳心血管病死亡の危険が増加すること，その危険度の増加は若い人でより強いこと（Ⅲ度の高血圧による脳心血管病死亡の危険は，前期高齢者では4倍程度の増加であるが，中壮年者では9倍前後に増加する）がわかる（図1）。また，血圧を120/80 mmHg未満に管理することによって防止できる死亡者の割合（PAFとして示される）は40〜64歳の若い世代で大きくなり，60％に達するとされている。

図1　血圧レベル別の脳心血管病死亡ハザード比と集団寄与危険割合（PAF）（EPOC-JAPAN. 国内10コホート（男女計7万人）のメタ解析。年齢階級別）

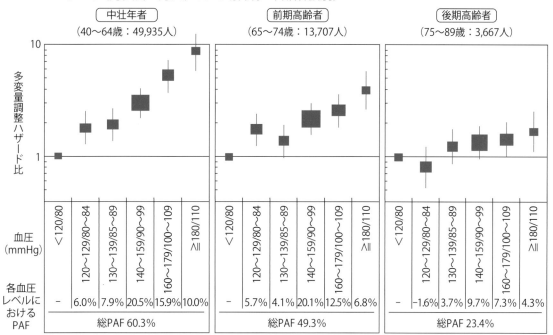

注1ハザード比は年齢，性，コホート，BMI，総コレステロール値，喫煙，飲酒にて調整。

注2PAF（集団寄与危険割合）は集団すべてが120/80 mmHg未満だった場合に予防できたと推定される死亡者の割合を示す。

（日本高血圧学会高血圧治療ガイドライン作成委員会：高血圧治療ガイドライン2019，ライフサイエンス出版，p5図1-1，2019）

図2　標準化脳出血発症率（高知県での調査，40歳以上1,673人）

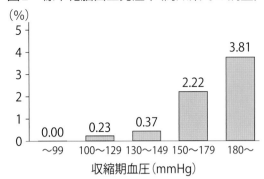

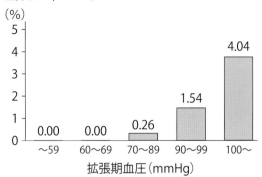

（Tanaka H, et al. Stroke 13：62, 1982）

2）高知県での調査結果

　高知県40歳以上の住民1,673人の10年間追跡結果（図2）では収縮期血圧150 mmHg，拡張期血圧90 mmHgを超えると脳出血の頻度が急激に高くなることが示されている。

3）認知症のリスク（久山町研究）

　福岡県久山町での研究（図3）では，観察開始時の血圧が高値であると，17年の追跡期間中に新たに発症した血管性認知症の割合が高いことが示されている。その割合は中年期（50〜64歳）でその傾向がより強く，＜120/80 mmHgに比し，≧160/100 mmHgでは，発症の危険は10倍近くなる。

図3　血管性認知症発症危険度

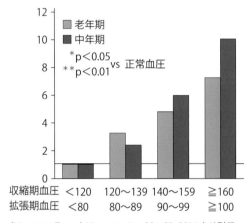

| 収縮期血圧 | ＜120 | 120〜139 | 140〜159 | ≧160 |
| 拡張期血圧 | ＜80 | 80〜89 | 90〜99 | ≧100 |

（Ninomiya T, et al. Hypertension 58：22, 2011より引用，改変）

5章-6　高血圧は慢性腎臓病（CKD）発症の確率を高める

　高血圧治療ガイドライン2019では「日本の健診データから，CKDの発症には，加齢や糖尿病とともに，高血圧が強い危険因子であることが明らかになった」としている。わが国の慢性透析患者の主な原疾患は糖尿病性腎症，慢性糸球体腎炎，および腎硬化症であるが，糖尿病性腎症の割合はこの数年ほぼ横ばいで推移し，慢性糸球体腎炎による新規透析導入患者数は減少しつつある。一方，加齢や高血圧などが原因となる腎硬化症による腎不全が増加しており，新規透析導入患者数は慢性糸球体腎炎とほぼ同数近くなっている。糖尿病性腎症や腎硬化症の進展に高血圧が強い危険因子であることはよく知られており，透析療法患者の増加にも高血圧は強い関与をしている可能性がある。

　一般住民におけるCKD発生率を検討した大迫研究（図）では，正常血圧群に比しⅡ度高血圧群では10年間に新たにCKD（eGFR＜60または蛋白尿）になる確率が2倍以上であるとされている。

図　慢性腎臓病発生率（大迫病院）

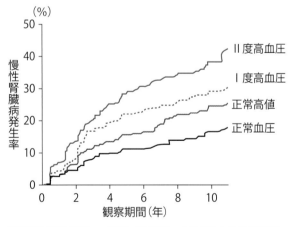

健診で尿蛋白陰性，eGFR＞60であった3,076人の追跡研究
（Kanno A, et al. Nephrol Dial Transplant 27：3218, 2012）

脳心血管疾患は日本人の死因の25%近くを占めているうえ，寝たきりの原因の最も大きなものである。高血圧は脳心血管病の重要な危険因子であり，健康長寿の達成（若くしての死亡や寝たきりになることを防ぐ）には，高血圧対策が特別に重要であることがわかる。

1）ADL低下への高血圧，脳卒中の関与

中年期の高血圧は，将来の日常生活動作（ADL）低下の危険因子となることが報告されている（NIPPON DATA80）。それによると，「47〜59歳時の血圧が高いほど，19年後までに日常生活に介助が必要になる割合が増加し，≧160/100では血圧正常に比し約3倍高くなる」という（図1）。

要介護5になる原因疾患について検討した国民生活基礎調査では，その3分の1は脳卒中であるとされている（図2）。次に述べるように「脳心血管病による死亡への高血圧の果たす役割」が飛びぬけて高いことを考

えると，「死亡に至らない程度の重い脳卒中」の発生への高血圧の強い関与も想像できる。したがって，要介護5の原因に高血圧が大きな原因になっていると考えられる。

2）脳心血管病死への高血圧の影響

高血圧治療ガイドライン2019では，わが国の脳心血管病による死亡数への危険因子の寄与の度合いを図3のように示している。高血圧，低い身体活動，喫煙，高血糖，LDLコレステロール高値，高い食塩摂取，高いBMI，などはいずれも脳心血管病による死亡を増やすが，高血圧が飛びぬけて大きな影響を与えていることがわかる。

日本人の死因のトップは悪性新生物であるが，次に心疾患，脳血管疾患など高血圧関連疾患が並んでいる。図4に示すように心疾患，脳血管疾患が大きな役割を果たしていることを考えると，高血圧が日本人の死因に果たす役割の大きさがわかる。

図1　47〜59歳時の血圧と19年後までに ADL低下者となる危険度との関係

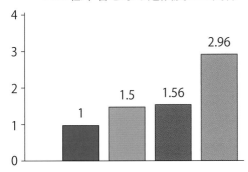

| 収縮期血圧 | <120 | 120〜139 | 140〜159 | ≧160 |
| 拡張期血圧 | <80 | 80〜89 | 90〜99 | ≧100 |

ADL低下：食事，排泄，入浴，衣服の着脱，室内移動，のいずれかに介助が必要
（Hozawa A, et al. J Human Hypertens 23, 546, 2009 より引用，一部改変）

図2　要介護5の原因疾患

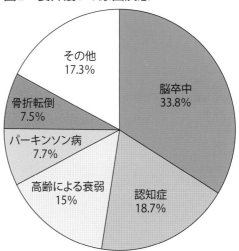

（厚生労働省：平成22年国民生活基礎調査，2010）

図3 わが国の脳心血管病による死亡者数への各種危　図4 主な死因の構成割合（平成30年）
　　　険因子の寄与（男女計）

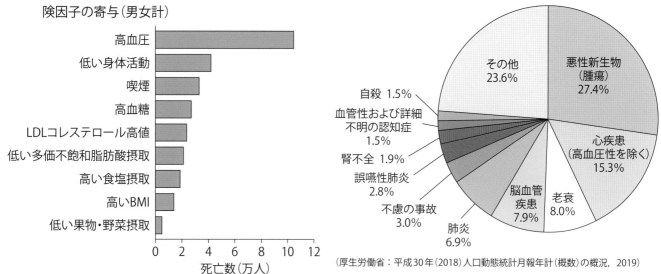

（日本高血圧学会高血圧治療ガイドライン作成委員会：高血圧治療ガイドライン2019，ライフサイエンス出版，p6図1-3，2019）

（厚生労働省：平成30年（2018）人口動態統計月報年計（概数）の概況，2019）

5章-8　収縮期血圧と拡張期血圧は，どちらも脳卒中死亡率に影響する

　5章-5 図2に示したように，高知県での調査では収縮期血圧と拡張期血圧がともに脳出血の危険を増やすことが明らかである。さらに，医学雑誌に発表された61の研究論文をまとめ，100万人について血圧と脳卒中の関係を検討した報告でも，年齢によらず，収縮期血圧と拡張期血圧がともに高くなると脳卒中の死亡率を増加させるとされている（図）。60〜69歳でみると，収縮期血圧20 mmHg（拡張期血圧では10 mmHg）上昇すると脳卒中死亡率がほぼ2倍となる。

図　脳卒中死亡率

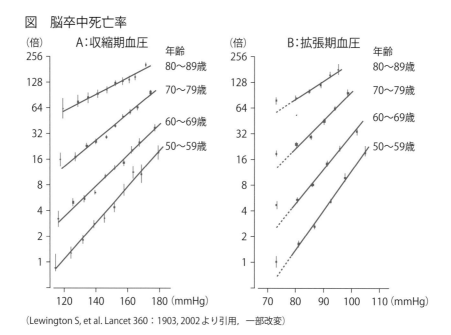

（Lewington S, et al. Lancet 360：1903, 2002より引用，一部改変）

高血圧に喫煙，糖尿病，脂質異常症などを合併すると脳心血管病の発症が著しく高率となることが知られている。

米国のフラミンガムで行われた研究結果は図のようであった。収縮期血圧が150〜160 mmHgの人では，血圧正常の人に比べ，10年間に冠動脈疾患が発症する率は4倍と高いが，高血圧にコレステロール高値が加わると6倍になり，さらにHDL低値が加わると10倍，糖尿病が加わると14倍，喫煙も加わると21倍となる。以上のように，高血圧に他の冠動脈硬化の危険因子が重なると，発症率が飛躍的に増加することがわかる。そのため高血圧治療ガイドライン2019では，「高血圧の程度」と「心血管疾患のリスク因子」に基づいて高血圧患者のリスク層別化と，それに基づく高血圧治療を行うべきであるとしている(7章-5)。

図　危険因子の重複と冠動脈疾患発症率の関係

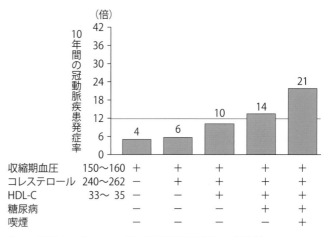

45歳の男性の場合(Framingham Studyから)

（Kannel WB. Am J Hypertens 13：3S, 2000より引用，一部改変）

Q&A　5-1　高血圧管理の重要性を認識してもらううえでのポイントは何か？

健診時の血圧がⅡ度以上の高血圧であった住民に対して行ったアンケート(巻末付表1)では，「健診時の血圧は少し高めでしたが，この血圧の値をどう思いますか」という問いに対して，「いつもの血圧と同じ値だから気にならない」，「よくわからない」，などという回答が少なからずあった。高血圧は自覚症状が少なく，身の周りに高血圧の人が多くいる。そのため，高血圧の健康被害を大きなものと考えなかったり，「年を取れば血圧が高くなって当たり前」，「血圧が高い家系に生まれたから」など，高血圧の健康障害について真剣に向き合わない住民も少なくない。しかし，5章-5, 6, 7, 8に示すように，高血圧は脳心血管病を介して日本人の死亡や，要介護(寝たきり)の重要な原因であり，一方で治療により死亡やQOLの低下を防ぎ得る疾患であることから，最も真剣に向き合うべきものである。

高血圧管理の重要性を認識してもらううえで，下記の5点を意識しておきたい。

1) 自分の血圧が高いことを実感してもらうために，家庭血圧を測定・記録してもらうことである。その際，2章-8を使って，朝(起床後1時間以内，排尿後，朝の服薬前，朝食前，座位1〜2分安静後)，晩(就床前，座位1〜2分安静後)，などの測定条件を守ることを伝える。

2) 高血圧による健康被害を具体的にイメージできるよう，図などの資料を使って理解してもらうことである。140/90 mmHg以上が高血圧と決められている根拠は，収縮期血圧が140以上もしくは拡張期血圧が90以上で脳卒中あるいは心血管病になる危険度や心血管病などによる死亡の危険度が，数倍から数十倍高くなるためであることを5章-5, 6, 7, 8などを使い実感してもらう。また，要介護になることを心配する人には，5章-7を使って高血圧が要介護になる強い危険因子であることを理解してもらう。

3) 高血圧による死亡や要介護(寝たきり)は，生活習慣の修正と降圧薬で血圧を下げることで避けることができることを理解してもらうことである。その際，「血圧が下がっている状態にできていること」が大切であることを強調する。

4) 高血圧は自覚症状が出てからの治療では遅いことを理解してもらうことである(Q&A 5-2)。

5) 高血圧治療に対する抵抗感を理解し，抵抗感を弱める働きかけを行うことである。「いつもの血圧と同じ値だから気にならない」，「よくわからない」，「この血圧がちょうどよい」，などと答える人の背景には，「通院することや服薬することに対する抵抗感(忙しくて通えない，薬は飲みたくない，など)」がある場合も少なくない。そこには，「一生薬を飲まなければならない」，「薬剤の副作用の心配」など一人一人違う不安が隠れている可能性がある。そうした抵抗感に耳を傾け，答えていく(13章)。

高血圧管理への動機付けの工夫

1) 高血圧患者さんは，近親者に心血管イベントを発症，または心血管イベントで亡くなった方，透析導入になった方が少なくないため，患者さんの家族歴を糸口に，高血圧治療の大切さをご説明すると，自覚症状がなくても真剣に高血圧診療に向き合っていただけることを，小生は少なからず経験しております。

2) 患者さん個々の「(治療の)やる気スイッチ(治療の動機付けとなるもの)」が何か，探すプロセスが必要と感じております。医学的には，高血圧治療により生命予後やQOLを改善させたり，合併症・入院を減少させることが最重要な効能(アウトカム)ですが，本人にとっては治療の結果，本人が大切に思っているイベントや趣味(孫の成長を見届ける，ライフワーク・趣味の旅行やダンスが楽しめる，など)が十分できるようになることも，治療のアウトカムと思います。保健師・管理栄養士からの(患者が医師には言わない)情報で，その動機が見つかることも多々あり，高血圧診療においてもチーム医療は重要と思います。

(磯崎 泰介)

初めの一歩―背中を押す家族の力―

　健診で高血圧が指摘されて受診し，家庭血圧においても高血圧が確認され，かつ家族歴で心血管イベントがある方でも，「もともと血圧は高かったから気にしていない」，「症状はないので，この血圧で構わない」とおっしゃる場合があります。ご本人は「自分が病気であることを認めたくない」気持ちで一杯ですので，医学的根拠をもとに治療を勧奨しても，ご納得いただくことは難しいです。

　その場合，運命共同体である同伴家族(妻・娘など)を交えて，高血圧を放置しておこる結果(脳梗塞で半身麻痺，構音障害などがおきると本人のみならず介護家族にも大変な苦労がふりかかる，など)，治療により心血管イベントが避けられることで本人・家族とも健康寿命が延伸すること，などをご説明すると，家族から本人に対して「一度，お薬を飲んでみたら？」と治療を後押ししていただき，本人が治療に踏み出せる場合もあります。

(磯崎 泰介)

狭心症の症状出現と冠動脈狭窄の程度

図　冠動脈狭窄の図解

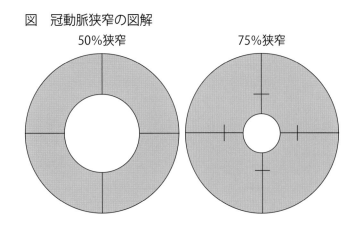

50%狭窄　　75%狭窄

　自覚症状が出るのは，どの程度血管が障害されてからなのか？　たとえば狭心症では，冠動脈が75%狭窄してから，労作時の狭心症が発生します。90%程度に狭窄すると安静時の狭心痛が発生します。75%狭窄というのが実際にどの程度かを書いて説明すると(図)，こんなにひどくなるまで無症状なのですね，と納得する方も多いです。

(宮崎 正信)

　「身体の調子が悪くないので血圧が高くても気にならない」と考え，降圧治療に積極的でない人も少なくない。そうしたケースでは，「高血圧では，症状がない状態の間に血管の障害が進み，高血圧が長く続いた後に脳卒中や心筋梗塞，腎不全など身体に大変なことが生じて初めて自覚症状が現れる。そうした臓器障害がおきてから高血圧治療を行っても，脳・心・腎に生じた障害が戻るわけではない」ことを理解してもらうことに努める必要がある。そのため，次の3点を意識して対応する。

1) 高血圧は血管を傷めるが，その障害はある程度進まないと症状として現れない。たとえば，5章-1，2に示すような細動脈の狭窄・硬化，眼底の出血，心電図変化がおきていても，無症状の人がほとんどである。

2) 高血圧で困ることは脳卒中や心筋梗塞，透析が必要になることなどであるが，こうした困ることは，高血圧になってすぐにおきるものではない。何年も高血圧が持続し血管がボロボロになった後おきる。この経過は，5章-3の糖尿病性腎症と同じである。糖尿病の腎障害が進行しても，腎不全として自覚症状が出現するのは10数年糖尿病が進行した後，透析が必要になる直前である。

3) 高血圧による自覚症状は，脳卒中や心筋梗塞になってから，もしくは透析が必要になって初めて出てくることが少なくなく，こうした状態になってから高血圧の治療をしても，それらの障害が元に戻るわけではない。脳卒中で麻痺がおきてしまってからリハビリの苦労をするより，高血圧の治療をしっかり行い脳卒中にならないことが大切である。

　若い頃から高血圧であっても症状がないことは「気にしなくてよい」ということではなく，逆に「長年，高血圧にさらされてきた結果，すでに血管の障害がかなり進んでしまっている可能性がある」ことを心配し，さらなる障害の進行をおこさないよう今からでも血圧を下げるべきである。

　血管の障害が目で見える「眼底検査，胸部X線写真，心電図，頸動脈エコー検査，腎機能検査」(5章-2)な

ど，高血圧による障害がおきていないかチェックする必要がある。

　若い頃に発症する高血圧は二次性高血圧(3章-2)である可能性があり，高血圧の原因となった疾患による症状が出現する危険(たとえば腎機能低下による高血圧であれば，腎不全から透析になる危険)もあるので，高血圧の原因について調べることを勧めたい。

　高血圧が長く続いている人のなかには，「家族内に高血圧が多い」，「高血圧であっても自覚症状がない」などを根拠にして，「高血圧は自分の体質」と考え，降圧療法の必要性を認めない人もいる。人にいろいろな体質があることは確かである。また，本態性高血圧の親をもつ子どもは高血圧になりやすい体質を受け継ぐことも確かである。

　しかし，こうした人が「高血圧になっても脳卒中や心筋梗塞にはならない」という体質をもっているわけではない。そのため「高血圧になりやすい体質」をもつ人は，その結果として「脳卒中や心筋梗塞になりやすい体質」を引き継いでいることにもなる。「脳卒中や心筋梗塞になりやすい体質だから，脳卒中や心筋梗塞に

なることが当然」と考える人はおらず，「どうしたら脳卒中や心筋梗塞にならないで済むか」を考えるはずである。

　「高血圧になりやすい体質」を引き継いでも，「確実に高血圧になる」ことを引き継いだわけではない。高血圧になりやすい体質に加えて食塩摂取の過剰や，肥満，運動不足などの生活習慣が高血圧を発症させているのであり(**Q&A** 3-2)，生活習慣の部分は「体質」ではない。

　生活習慣の修正と降圧薬の服用によって「高血圧の管理」と「脳心血管病発症抑制」が可能であることを理解してもらうことが大切である。

Q&A 5-5　高血圧にはなぜ自覚症状がないのか？

　著しい高血圧では，頭痛，嘔吐，視力の低下（眼底の浮腫，出血），意識障害などを生じる場合もある。脳を流れる血液の増加，血管から外に押し出された細胞外液の増加により脳に浮腫が生じることによる。しかし，通常の高血圧ではそのような症状がおきることはない。というのは，血圧が上昇した場合，毛細血管などの細い血管を流れる血液が多くなりすぎないよう，細い動脈が収縮し毛細血管に流れ込む血液量を減少させるからである。こうした細い動脈の収縮が持続し，血管の壁が厚くなったり，高血圧による血管の障害が積み重なり，動脈硬化が進み脳卒中や心筋梗塞などがおきたとき初めて症状が出る（5章-1）。

Q&A 5-6　収縮期血圧と拡張期血圧のどちらが重要か？

　収縮期血圧も拡張期血圧も，高くなると心血管疾患の発症を増加させる（5章-5，8）ため，どちらも重要である。

　高齢者では，収縮期血圧が高いが拡張期血圧は低いという人が少なくない。この場合，拡張期血圧が低いことは安心材料とはならない。高血圧が続いて動脈硬化が進んでしまったために拡張期血圧が下がっている状態にあることが多いからである。

　収縮期血圧は心臓から血液が送り出されたときの血圧で，拡張期血圧は心臓が血液を送り出した後，左心室内に血液をためているときの血圧を意味する。心臓が拡張期にあるとき，血管内へ血液が送り出されてこないため血圧は下がることになる。

　心臓の収縮と拡張のリズムに合わせて，血圧は収縮期血圧，拡張期血圧と変化する。太い動脈は弾力性をもっていて収縮期に拡張して血圧の上昇を和らげ，拡張期には収縮して血圧の低下を和らげ，心臓の収縮・拡張による血圧の差を少なくし，各臓器に送られる血液量が大きく変化しないように調節している。太い動脈に動脈硬化がおこり，太い血管の弾力性が減ると，収縮期に血圧が高く，拡張期には血圧が大きく低下するようになる。このため脈圧（収縮期血圧と拡張期血圧の差）が大きくなる。収縮期の血圧が高いにもかかわらず拡張期の血圧が低い状態は，高血圧が長く続いた結果，血管の弾力性が減った状態である可能性が高い。そうした人はその後のさらなる動脈硬化を進めないよう，血圧や血糖，脂質の管理や治療をよりしっかり行う必要がある。

「高血圧で困ること」を理解してもらうために

血圧が高いと何が問題か―どうイメージしてもらうか―

　　血圧が高いと何が問題なのでしょう？　「高血圧になると影響を受ける臓器はどこか？」（図）を使って説明してみます。

　　「図の①を見てください。生命維持に重要な臓器には，共通した弱さがありますと書いてあります。身体の中の臓器はどれも『生命維持に重要な臓器』なのですが，脳と心臓と腎臓の3つは生きていくのにとても大事な臓器なのです。しかし，3つとも『共通した弱さ』をもっているんです。なんだと思いますか？」と確認します。

　　「脳も心臓も腎臓も私たちはもっているのに，見たことないからわかりませんよね。②のところを見てください。これは腎臓の血管を大きくしたものです。Aのところを見てください。太い血管（直径3〜5 mm）からBの細い血管（直径0.5 mm前後）にほぼ直角に曲がっていますよね。ここの太さの違いをたとえると直径1 mの太い血管から直径10 cmの細い血管が出ているような感じです。すごい差です。太い血管から急に細い血管へ，血液がたくさん流れていくんです。血圧が高いと，この細い血管が傷むんです。車を運転していてスピードを上げたまま，直角に曲がったらどうなりますか？　道から飛び出して，そこに壁があったら，壁にぶつかってしまいますよね。それと同じです。これは腎臓の血管ですが，脳や心臓も同じような血管の構造になっていて，高い血圧に耐えて頑張ってくれているんです。腎臓の気持ちになって考えてみてください。血圧が高いときと低いとき，どちらが楽ですか？」と問いかけます。

　　保健指導では，よく「自分の体を想像してみて，腎臓のつもりになって」と話しかけます。自分の身体がイメージできると，自分の身体に興味が湧き，身体を大事にしようという気持ちにつながる場合が多いです。

図　高血圧になると影響を受ける臓器はどこか？

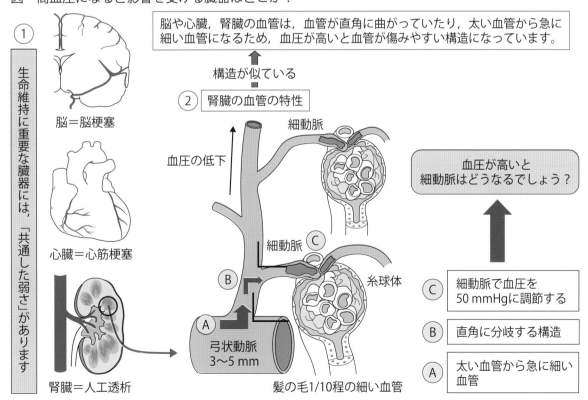

脳や心臓，腎臓の血管は，血管が直角に曲がっていたり，太い血管から急に細い血管になるため，血圧が高いと血管が傷みやすい構造になっています。

① 生命維持に重要な臓器には，「共通した弱さ」があります

脳＝脳梗塞

心臓＝心筋梗塞

腎臓＝人工透析

構造が似ている

② 腎臓の血管の特性

血圧の低下

細動脈

弓状動脈 3〜5 mm

髪の毛1/10程の細い血管

糸球体

血圧が高いと細動脈はどうなるでしょう？

Ⓒ 細動脈で血圧を 50 mmHgに調節する

Ⓑ 直角に分岐する構造

Ⓐ 太い血管から急に細い血管

第6章　高血圧治療で期待されること

▌SUMMARY

　降圧治療を受けることで期待される良いことは，第5章で解説した「高血圧で困ること」の裏返しである。具体的には高血圧によって高くなる脳卒中や心筋梗塞（5章-5，6章-2），腎不全（6章-3）の発症危険度が減ることである。脳卒中，心筋梗塞や腎不全の発症リスクが高い糖尿病患者でも，高血圧治療によってそれらの危険を減少させることができる（6章-4）。脳卒中や心筋梗塞を減らすことができれば，死亡や要介護状態になる確率が減少し「健康長寿の達成」につながることになる（5章-7）。

　高血圧治療をしっかり行うことは「目の前の住民の健康寿命を伸ばす」ことにつながる。さらに，高血圧治療で得られる効果は目の前の住民の話にとどまらず，地域の脳卒中や心筋梗塞の発症率（6章-5，7章-4）や透析導入患者数の減少に，ひいては地域社会全体の健康度を上げて要介護人口の減少や地域の医療費の減少につながる。

6章-1　高血圧治療の目的，降圧目標

　高血圧治療ガイドライン2019では「高血圧治療の目的は，高血圧の持続によってもたらされる脳心血管病の発症・進展・再発を抑制するとともに，それらによる死亡を減少させること，また，高血圧者がより健康で高いQOLを保った日常生活を送ることができるように支援することである」としている。

　高血圧治療の対象は「140/90 mmHg以上のすべての高血圧患者」であり，「降圧目標は140/90 mmHg未満であるが，糖尿病，蛋白尿陽性のCKDでは130/80 mmHg以上が治療の対象で，降圧目標は130/80 mmHg未満とする」としている。ただし，「後期高齢者は140/90 mmHg未満を降圧目標とし，併存疾患があり，忍容性があれば個別に判断して130/80 mmHg未満を目指す」としている（7章-2）。

6章-2　降圧による脳卒中や心筋梗塞の減少の程度

　高血圧治療ガイドライン2019では「降圧薬治療のメタ解析（メタ解析とは研究方法の一つで，過去に行われた多くの研究のデータをまとめて解析する方法であり，この方法で出された結論は信頼性の高い研究結果とされる）によると，収縮期血圧10 mmHgまたは拡張期血圧5 mmHgの低下により，発症リスクは主要心血管イベントで約20%，脳卒中で30～40%，冠動脈疾患で約20%，心不全で約40%，全死亡で10～15%，それぞれ減少することが明らかにされている」としている。

　わが国では，心血管病の疾患構成が欧米とは異なり，脳卒中罹患率が心筋梗塞罹患率よりも男性で3～6倍，女性では4～12倍高い。降圧治療による脳卒中発症抑制効果が高いことを考えると，日本人における降圧治療で期待される心血管イベント抑制効果は海外の報告よりさらに高いと考えられる。

6章-3　降圧により腎機能低下が遅くなり，透析導入が減少する可能性がある

　高血圧治療ガイドライン2019は「腎機能は30歳台から加齢とともに低下するが，日本の健診受診者のデータから推測される"加齢によるGFR（糸球体濾過量）の低下"は，0.3 mL/分/年程度ときわめて小さいと報告されている一方，高血圧を合併する場合は4～8 mL/分/年の低下にもなりうる」として，高血圧で腎機能低下が促進されるとしている。そのうえで「降圧療法がCKD進行の抑制および心血管疾患発症リスクや死亡リスクを軽減することに関しては多くのエビデンスが報告されている」と記載している。

　ガイドラインに書かれているように，「GFRの低下の速度が高血圧の存在により0.3 mL/分/年程度から

4〜8 mL/分/年まで早くなる」とすると，「高血圧であ ることにより，透析までの期間が10分の1以下に早 まってしまう（たとえば高血圧がなければ10年後に透 析になる予定が高血圧のために1年後に透析になる）」 と考えることができるし，逆に「高血圧をしっかり治 療することにより，透析までの期間を10倍に延ばす（1 年後に透析に入る速度で進んでいる病気の進行を10 年後の透析導入に延長させることができる）」と考える こともできる。

高血圧のレベルによって腎機能低下速度が速まる程 度は異なるため，一律に「透析に至る期間を10倍に延 長できる」とはいえないが，今までに報告された研究

結果からは，目に見える規模で延長できる可能性は高 い。たとえば「血圧レベルとeGFR（推算糸球体濾過量） 低下速度」として示される図によると，140/90レベル に管理されている集団では6 mL/分/年程度低下する のに対し，130/85未満に管理された集団では2 mL/分/ 年程度で低下すると読みとれ，腎機能低下速度が3分 の1となる（透析までの期間が3倍に延長される）可能 性があることが示唆される。

これらの研究結果は，血圧の厳格な管理が透析まで の期間を大きく延長させる可能性があることを示して いる。

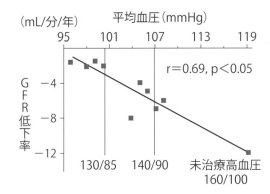

図　血圧レベルとeGFR低下速度
■の一つ一つは「糖尿病性腎症を含む CKDの集団に対して降圧治療を行った 研究」での血圧の管理レベルとeGFR（推 算糸球体濾過量）との関係を示している。
（Bakris GL, et al. Am J Kidney Dis **36**：646, 2000）

6章-4　糖尿病の血管合併症発症への降圧の影響（糖尿病の重症化予防はどの程度可能か）

糖尿病の血管合併症としては，腎症，神経障害，網 膜症などの細小血管合併症と，脳卒中，心筋梗塞，閉 塞性動脈硬化症などの動脈硬化症による大血管障害が ある。高血圧はこれらの血管合併症の発症を増加させ ることが知られている。

高血圧治療ガイドライン2019によると，「糖尿病患 者における高血圧の合併率は，非糖尿病患者に比べ約

2倍高く，高血圧患者における糖尿病の合併率は2〜3 倍高い」とされており，糖尿病患者で高血圧が多く，高 血圧が糖尿病の重症化（脳卒中や心筋梗塞，腎不全な どの発症）の危険因子であることを考えると，糖尿病 患者では高血圧管理は特に重要である。

米国で，eGFR＞60 mLの糖尿病退役軍人891,670人 について平均7.4年追跡し，心血管病死の頻度を調べ

図1　HbA1cと収縮期血圧の値別の心血管病死の危険度

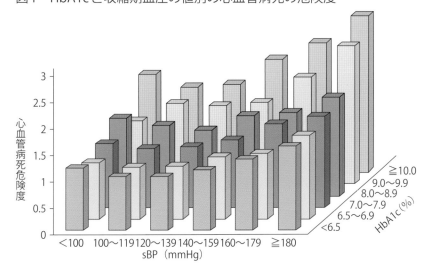

心血管病死危険度：sBP 120〜139 mmHgで HbA1c 6.5〜6.9%の危険度を1として相対的 危険度を示す
（Gosmanov AR, et al. Hypertens **34**：907, 2016）

た研究では，HbA1cと収縮期高血圧(sBP)のそれぞれが心血管病死の危険因子となることが示されている（図1）。この図からも，同じHbA1cの値であっても高血圧の程度によって，心血管病死の危険度が大きくなることがわかる。逆に高血圧の管理をしっかり行うことで心血管病死の危険を減らすことが期待できる。

英国のUKPDS36研究では，新規発症2型糖尿病で高血圧を有する患者約4,800人を，厳格に血圧を下げる群と通常の降圧療法を行う群とで比較し，10.5年間の心筋梗塞と網膜症の発症頻度を調べた。その結果は図2に示すように，「到達した収縮期血圧」と「10.5年の間での網膜症や心筋梗塞の発症率」との間には強い関係があり，血圧の管理が悪い群で網膜症と心筋梗塞の発症率が増加していた。このグラフから見ると，収縮期血圧170前後の集団に比し，血圧正常群では網膜症も心筋梗塞もその発症が半分近く低いことがわかる。

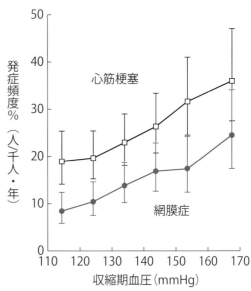

図2 糖尿病における収縮期血圧別の心血管系疾患合併頻度

（Adler AI, et al. BMJ **321**：412, 2000）

6章-5　地域での脳卒中の発症に与える降圧の影響

9章-4に示すように，戦後日本では減塩が勧められた結果，国民の平均血圧は低下し，それに伴い脳出血の頻度が著しく減少してきた。社会全体での降圧が脳出血の頻度を減少させてきた可能性があることがわかる。

健康日本21によると，日本人の収縮期血圧を平均として1 mmHg低下させることにより，脳卒中死亡が3.2%，人数では4,564人減少するとしている（表）。地域の健康寿命の延伸における降圧の取り組みの重要性が実感できる。

表　収縮期血圧低下に伴う脳卒中死亡・罹患・日常生活活動（ADL）低下者の減少（推測値）

収縮期血圧低下（mmHg）	1	2	3	4	5
死亡率の減少	3.2%	6.4%	9.6%	12.8%	16.0%
死亡者の減少	4,563.7	9,127.5	13,691.2	18,255.0	22,818.7
罹患者の減少	9,878.5	19,757.1	29,635.6	39,514.2	49,392.7
ADL低下者の減少	1,744.2	3,488.4	5,232.5	6,976.7	8,720.9

（健康日本21企画検討会：健康日本21，健康・体力づくり事業財団，2001）

「高血圧治療の必要性」を理解してもらうために

腎臓の視点から血圧治療の必要性を考える

血圧治療の必要性を腎臓の視点で説明すると，興味を示してくれる場合が多くあります。特に男性は痛みに弱く，針が嫌いな方が多いので，女性以上に透析になりたくないという思いが強いようです。

たとえば，eGFRが50 mL/分/1.73 m^2で尿蛋白（＋）の方の場合を考えてみます。

「健診結果とCKDの重症度分類（図1）」を使って，自分の位置を確認する

最初に健診結果を確認します。「自分はどこの位置にいると思いますか？」と聞くと，皆さん自分の値を見ます。

eGFRが50.0 mL/分/1.73 m^2なので軽度〜中等度低下のところです。そして「尿蛋白はどうですか」と確認します。尿蛋白が（＋）以上のところになるので，「蛋白が出ていると赤色になるんです」と言って，G3aA3の位置に○をつけます。自分の値で自分の位置を確認することが，大事な入口になります。

「じゃあ，軽度〜中等度低下だなー」となります。そして尿蛋白（＋）なので，軽度〜中等度低下のなかでも一番下の赤色です。

予防できる可能性，希望があることを伝える

軽度〜中等度低下のG3aA3です。ちょうど真ん中のところに矢印があります。「なんと書いてありますか？　分岐点と書いてありますね」と言って，ここを確認してもらいます。「今は，軽度〜中等度低下ですが，右に行ったらどうですか？　末期腎不全と書いてあります。ここになると透析が必要になります」そして，右に行きたいかどうかを確認します。皆さんだったらどうですか？　右に行ったらあっという間に透析に近づいていきます。

そして大切なことは，「よかったですね。eGFRが50だから，まだいいですね，ちょうど分岐点ですから，これ以上進まないようにできるんです」と希望があることを伝えます。自分が次に何を目指していくのか，そこに希望があることを受け止めてもらえるような保健指導が大事だと思います。

血圧の治療をしてほしい理由を説明する

「血圧値で変化する腎機能の低下速度（図2）」を使って，血圧の治療をしてほしい理由をお話しします。

「血圧が160/100 mmHgの人と，一番右の130/85 mmHgの人では1年間で腎臓の機能の低下の速度がこれだけ違うんです。血圧が高いと，Aさんの緑の線のように，急激に落ちていくんです」と言ってeGFR 50のところに印をつけます。「今，ここでストップしたいんです，透析にいかないように血圧をなんとかしたいんです。血圧は薬が効くんです。頑張って薬を飲めばいいんです。Aさんどうしますか？」と聞きます。選択をするのは住民自身です。

図1　健診結果と重症度分類

Ⓐ 自分はどこの位置にいるのか

GFR区分：G		私の健診結果		
eGFR（推算糸球体濾過量）		50.0		
蛋白尿区分：A		A1	A2	A3
尿アルブミン	定量Cr/比	30未満	30〜299	300以上
	定性	−	±	＋以上
尿蛋白	定量Cr/比	0.15未満	0.15〜0.49	0.5以上

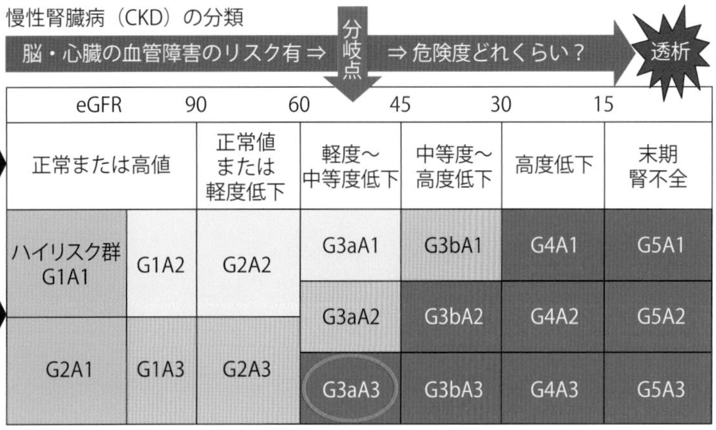

図2　血圧値で変化する腎機能の低下速度

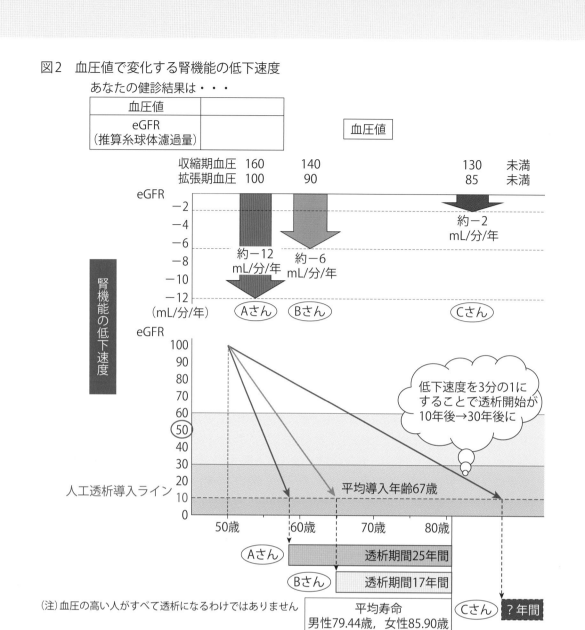

(注)血圧の高い人がすべて透析になるわけではありません

（6章-3を参考に作図）

第7章　高血圧との向き合い方—全体像を理解する—

▌SUMMARY

　高血圧患者をみるとき医師は2つのことを考える。1つは「高血圧を引き起こした原因疾患は何か」である。たとえば腎機能障害によって高血圧になっている場合，高血圧以外にも腎機能障害によって生じる高カリウム血症やアシドーシス，貧血などによって患者のQOLや生命予後が影響を受ける。同様に，クッシング症候群では高血圧以外に高血糖や骨粗鬆症などをおこす。こうしたケースでは高血圧を管理すれば足りるというものではなく，高血圧の原因疾患そのものに対する治療が必要である（7章-1）。

　2つ目は，「高血圧の原因がなんであれ，高血圧が持続すると脳卒中や心不全・心筋梗塞，腎不全などをおこしてQOLの低下や命の危険につながる」ことから，血圧を目標レベルまでどう下げるかを考えることになる。目標のレベルまで血圧を下げることができれば，脳心血管病の危険を減らすことが可能になるからである（7章-2）。この場合，血圧を目標レベルに下げることが重要であり，血圧を下げる努力をしていれば，それで良しということではない。また，脳心血管病の危険を減らすという目的に立ちかえり，血圧の管理以外に，脳卒中や心筋梗塞，腎不全などをおこす他の危険因子（喫煙，肥満，脂質異常症，高血糖など）の修正に何ができるかを考えることになる（7章-3）。

　降圧療法は，生活習慣の修正と薬物療法からなる。高血圧治療ガイドライン2019が，降圧目的で推奨している生活習慣の修正には，減塩，減量，運動，節酒，野菜の積極的摂取などがある。

　生活習慣の修正はすべての高血圧患者に求められる。なぜなら，塩分やエネルギーの過剰摂取，運動不足，過剰飲酒などは血圧を上昇させるだけでなく，直接もしくは高血糖・脂質異常症・肥満などを介して，脳心血管病の発症を増加させるからである。また，生活習慣の修正がされない場合には降圧薬の効果が不十分になること，生活習慣の修正で降圧薬の使用が不要になったり，量を減らせることなども知っておきたい。

　健康日本21（第二次）では心血管疾患の死亡を10〜15％程度減少させるために国民の収縮期血圧の平均を4mmHg下げること，そのうち3.8mmHg以上の降圧を生活習慣の修正によって達成することを目標にしている。地域の健康長寿を達成するうえで，「住民全体の生活習慣修正による降圧」に対する期待は大きい（7章-4）。

　高血圧治療ガイドライン2019は降圧薬開始のタイミングについて，高血圧の程度，高血圧以外の心血管疾患に対する危険因子の有無によって判断することを勧めている。それらを合併する場合には，生活習慣の修正に取り組むと同時に降圧薬を開始する場合もある（7章-5）。

　高齢者では若年者の場合よりも，合併症の有無とその程度，虚弱度，副作用の頻度などに個人差が大きいことから，より一人一人をみて高血圧と向き合う必要がある。高血圧治療ガイドライン2019では，「高血圧の診断基準は非高齢者と同じにする」としたうえで，降圧薬の開始基準，降圧目標，降圧スピード，生活習慣の修正の仕方など，多くの点で個別に対応する必要があることを強調している（7章-6）。

7章-1　高血圧の原因について考える

　高血圧患者の生活指導に向き合う医療従事者の立場からは，高血圧の原因について3章-2を参考にしつつ，次の点について理解しておくことが有用である。

1) 高血圧は二次性高血圧（腎疾患や内分泌疾患など血圧を上げる原因疾患がある）と本態性高血圧（高血圧の原因となる疾患がみつからない）とに分けられる。全体の80〜85％は本態性高血圧であり，高血圧が脳心血管疾患を発症させることで健康被害が生じる。そのため，血圧管理が治療の中心となる。

2) 二次性高血圧では，高血圧の原因疾患が生命の危険やQOLを下げる可能性がある。たとえば腎機能障害が高血圧の原因となっている場合，進行して腎不全となり透析療法が必要になる可能性もある。したがって二次性高血圧では，血圧管理に加え高血圧の原因疾患そのものに対する治療が必要である。

3) 二次性高血圧では原因となる疾患を治療すること

で血圧が正常化する可能性がある。たとえば，原発性アルドステロン症やクッシング症候群では腫大した副腎を摘出することで，漢方薬に多く含まれる甘草や消炎鎮痛薬によって生じている高血圧はこれらの薬剤の中止で，血圧の低下を期待できる。このため高血圧をみたら，まず二次性高血圧の原因疾患がないか調べることが重要である。特に30歳以下の若年者の高血圧や，降圧薬で血圧が下がりにくい高血圧には二次性高血圧が多い。

4) 本態性高血圧であれ，二次性高血圧であれ，食塩の過剰摂取や，肥満，ストレスなどは高血圧を悪化させることから，生活習慣の修正は必要である。また，喫煙，肥満，糖尿病，脂質異常症などが合併すると脳心血管病の発症が増加するため，高血圧以外にこうした脳心血管病危険因子がないかチェックし，それらの管理に努力する必要がある。

7章-2　降圧目標

降圧の目標値は降圧によって得られる利益と不利益を考慮して表のように設定されている。

血圧の下げすぎについて，高血圧治療ガイドライン2019では，降圧の効果を検討した研究結果をもとに，「非高齢者では120 mmHg未満，高齢者では130 mmHg未満に降圧された場合には，脳心血管イベントや有害事象が誘発される可能性に注意する必要がある」としている。

表　降圧目標

	診察室血圧 (mmHg)	家庭血圧 (mmHg)
75歳未満の成人[*1] 脳血管障害患者(両側頸動脈狭窄や脳主幹動脈閉塞なし) 冠動脈疾患患者 CKD患者(蛋白尿陽性)[*2] 糖尿病患者 抗血栓薬服用中	<130/80	<125/75
75歳以上の高齢者[*3] 脳血管障害患者(両側頸動脈狭窄や脳主幹動脈閉塞あり，または未評価) CKD患者(蛋白尿陰性)[*2]	<140/90	<135/85

[*1] 未治療で診察室血圧130〜139/80〜89 mmHgの場合は，低・中等リスク患者では生活習慣の修正を開始または強化し，高リスク患者ではおおむね1か月以上の生活習慣修正にて降圧しなければ，降圧薬治療の開始を含めて，最終的に130/80 mmHg未満を目指す。すでに降圧薬治療中で130〜139/80〜89 mmHgの場合は，低・中等リスク患者では生活習慣の修正を強化し，高リスク患者では降圧薬治療の強化を含めて，最終的に130/80 mmHg未満を目指す。

[*2] 随時尿で0.15 g/gCr以上を蛋白尿陽性とする。

[*3] 併存疾患などによって一般に降圧目標が130/80 mmHg未満とされる場合，75歳以上でも忍容性があれば個別に判断して130/80 mmHg未満を目指す。

降圧目標を達成する過程ならびに達成後も過降圧の危険性に注意する。過降圧は，到達血圧のレベルだけでなく，降圧幅や降圧速度，個人の病態によっても異なるので個別に判断する。

(日本高血圧学会高血圧治療ガイドライン作成委員会：高血圧治療ガイドライン2019，ライフサイエンス出版，p53表3-3, 2019)

7章-3　高血圧以外の心血管疾患の危険因子

高血圧治療ガイドライン2019では，肺炎などの感染症を除く死因について，高血圧とともに低い身体活動，喫煙，高血糖，LDLコレステロール高値，低い多価不飽和脂肪酸摂取，高い食塩摂取，高いBMI，低い果物・野菜の摂取，などをあげている(5章-7 図3)。

これらは心血管疾患を発症させる危険因子であり，複数の危険因子の重複では，その危険が著しく増加する(5章-9)ことから，高血圧患者では血圧管理とともにこれらの因子の是正に取り組む必要がある。

　健康日本21（第二次）では，心血管疾患の死亡を10〜15％程度減少させるため，収縮期血圧を4 mmHg下げることを目標にしている（図）。そのうち3.8 mmHg以上の降圧を生活習慣の修正によるものとし，具体的には栄養・食生活の改善（2.3 mmHg）と身体活動・運動

の増加（1.5 mmHg）をあげており，住民全体による生活習慣修正に大きな期待を示している。地域全体の心血管疾患を減らすという視点からは，地域住民の生活習慣をどう変えていくかが対策として重要と考えられる。

図　健康日本21（第二次）における循環器に関する目標設定の考え方

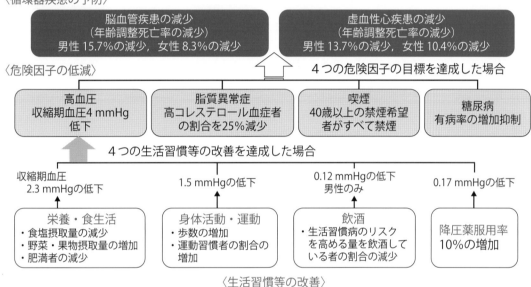

（健康日本21（第二次）の推進に関する参考資料（平成24年7月））

　高血圧治療ガイドライン2019では，高値血圧レベル以上（130/80 mmHg以上）の血圧について，「血圧の高さ」と「脳心血管病に対する予後影響因子（表1）の有無」とによって高リスク，中等リスク，低リスクの3群に層別化（表2）して，生活習慣の修正や降圧薬の開始時期などを判断することを勧めている（図）。
1）生活習慣の修正については，正常血圧者（120/80 mmHg未満）以外のすべての人に推奨するとしている。生活習慣修正の効果に対する評価は，正常血圧では1年後，正常高値血圧では3〜6か月後，高値血圧で低・中等リスクの人ではおおむね3か月後，高値血圧で高リスクの人ではおおむね1か月後に再評価することを求めている。
2）薬物療法については，高値血圧（130〜139 mmHg/

80〜89 mmHg）で高リスクの人と高血圧が対象となり，生活習慣の修正を行い，おおむね1か月後までに十分な降圧が得られなければ降圧療法を開始することを勧めている。ただし，高血圧で高リスクの人は生活習慣の修正に加えてただちに薬物治療を開始するとしている。
　重要なことは，生活習慣の修正にはすべての高血圧患者が取り組む必要があると理解することと，生活習慣の修正で十分な降圧が得られない場合には薬物療法を行う必要があることである。生活習慣の修正に努力すれば十分ということではなく，降圧目標（7章-2）が達成される必要があり，そのために生活習慣の修正と薬物療法とを駆使するという考え方である。

表1　脳心血管病に対する予後影響因子

A．血圧レベル以外の脳心血管病の危険因子

高齢（65歳以上）	
男性	
喫煙	
脂質異常症[*1]	低HDLコレステロール血症（＜40 mg/dL）
	高LDLコレステロール血症（≧140 mg/dL）
	高トリグリセライド血症（≧150 mg/dL）
肥満（BMI≧25 kg/m²）（特に内臓脂肪型肥満）	
若年（50歳未満）発症の脳心血管病の家族歴	
糖尿病	空腹時血糖≧126 mg/dL
	負荷後血糖2時間値≧200 mg/dL
	随時血糖≧200 mg/dL
	HbA1C≧6.5％（NGSP）

B．臓器障害/脳心血管病

脳	脳出血，脳梗塞
	一過性脳虚血発作
心臓	左室肥大（心電図，心エコー）
	狭心症，心筋梗塞，冠動脈再建術後
	心不全
	非弁膜症性心房細動[*2]
腎臓	蛋白尿
	eGFR低値[*3]（＜60 mL/分/1.73 m²）
	慢性腎臓病（CKD）
血管	大血管疾患
	末梢動脈疾患（足関節上腕血圧比低値：ABI≦0.9）
	動脈硬化性プラーク
	脈波伝播速度上昇（baPWV≧18 m/秒，cfPWV＞10 m/秒）
	心臓足首血管指数（CAVI）上昇（≧9）
眼底	高血圧性網膜症

緑字：リスク層別化に用いる予後影響因子

[*1] トリグリセライド400 mg/dL以上や食後採血の場合にはnon HDLコレステロール（総コレステロール−HDLコレステロール）を使用し，その基準はLDLコレステロール＋30 mg/dLとする。

[*2] 非弁膜症性心房細動は高血圧の臓器障害として取り上げている。

[*3] eGFR（推算糸球体濾過量）は下記の血清クレアチニンを用いた推算式（eGFR$_{creat}$）で算出するが，筋肉量が極端に少ない場合は，血清シスタチンを用いた推算式（eGFR$_{cys}$）がより適切である。

$$eGFR_{creat}（mL/分/1.73 m^2）=194×Cr^{-1.094}×年齢^{-0.287}（女性は×0.739）$$

$$eGFR_{cys}（mL/分/1.73 m^2）=(104×Cys^{-1.019}×0.996^{年齢}（女性は×0.929))-8$$

（日本高血圧学会高血圧治療ガイドライン作成委員会：高血圧治療ガイドライン2019，ライフサイエンス出版，p49表3-1，2019）

表2　診察室血圧に基づいた脳心血管病リスク層別化

リスク層 ＼ 血圧分類	高値血圧 130〜139/80〜89 mmHg	Ⅰ度高血圧 140〜159/90〜99 mmHg	Ⅱ度高血圧 160〜179/100〜109 mmHg	Ⅲ度高血圧 ≧180/≧110 mmHg
リスク第一層 予後影響因子がない	低リスク	低リスク	中等リスク	高リスク
リスク第二層 年齢（65歳以上），男性，脂質異常症，喫煙のいずれかがある	中等リスク	中等リスク	高リスク	高リスク
リスク第三層 脳心血管病既往，非弁膜症性心房細動，糖尿病，蛋白尿のあるCKDのいずれか，または，リスク第二層の危険因子が3つ以上ある	高リスク	高リスク	高リスク	高リスク

JALSスコアと久山スコアより得られる絶対リスクを参考に，予後影響因子の組合せによる脳心血管病リスク層別化を行った。

層別化で用いられている予後影響因子は，血圧，年齢（65歳以上），男性，脂質異常症，喫煙，脳心血管病（脳出血，脳梗塞，心筋梗塞）の既往，非弁膜症性心房細動，糖尿病，蛋白尿のあるCKDである。

（日本高血圧学会高血圧治療ガイドライン作成委員会：高血圧治療ガイドライン2019，ライフサイエンス出版，p50表3-2，2019）

図　初診時の血圧レベル別の高血圧管理計画

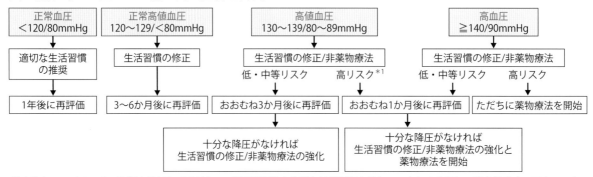

[*1]高値血圧レベルでは，後期高齢者（75歳以上），両側頸動脈狭窄や脳主幹動脈閉塞がある，または未評価の脳血管障害，蛋白尿のないCKD，非弁膜症性心房細動の場合は，高リスクであっても中等リスクと同様に対応する。その後の経過で症例ごとに薬物療法の必要性を検討する。

（日本高血圧学会高血圧治療ガイドライン作成委員会：高血圧治療ガイドライン2019，ライフサイエンス出版，p51図3-1，2019）

高齢者でも高血圧に積極的に対応することは必要であるが，高齢者では合併症の有無とその程度，虚弱度，副作用の頻度などに個人差が大きいことを考慮し，若年者の場合よりも一人一人をみて個別に対応する必要がある。高血圧治療ガイドライン2019では，①高血圧の診断基準は非高齢者と同じにする，②自力で外来通院可能な健康状態にある高齢者の降圧目標は，原則として65〜74歳では130/80 mmHg未満，75歳以上では140/90 mmHg未満，③非薬物療法は積極的に行う，など非高齢者に近い扱いを推奨している。一方，高齢者ではその健康状態（日常生活動作（ADL），合併症の有無など）の個人差が大きいことから，個々人の状態を把握したうえで，降圧薬の開始基準，降圧目標，降圧スピード，生活習慣の修正の仕方（8章-5）など個別に対応する必要があることを強調している。

高血圧治療ガイドライン2019では，転倒・骨折，服薬指導，服薬の管理などについて高齢者の特殊性に基づく留意点（表）についてもあげている。

表　高血圧治療における高齢者の特殊性に基づく留意点

転倒・骨折の予防に関連した留意点

- ●高齢者の転倒・骨折は要介護の原因の10%強を占める
- ●1年以内の転倒既往を問診し，転倒があれば要因を検討する
- ●降圧薬治療を新規に開始するときや変更時に骨折リスクが上昇する可能性があり注意する
- ●骨粗鬆症の評価とガイドラインに沿った治療を行う
- ●骨粗鬆症患者で特に積極的適応となる降圧薬がない場合，サイアザイド系利尿薬を用いる

脱水や生活環境変化に対応した服薬指導

- ●過度の減塩や脱水（下痢，発熱，夏季の発汗，摂食量低下）によって降圧薬の反応が増強することがあり，これらの症状で体調不良時や家庭血圧低下時の対応について，主治医への連絡の要否や降圧薬の減量・中止の可否などを事前に具体的に指導する
- ●施設入所など生活環境の変化（施設での食事による減塩を含む）に伴い血圧が変化することがあり，必要に応じて薬剤量の減量あるいは中止を常に考慮する

服薬管理上の留意点

- ●服薬アドヒアランス（治療継続）が低下する要因
  - ・治療に関する患者の理解不足（降圧治療の最終目標，用法や薬効，副作用）
  - ・認知機能障害
  - ・視機能や巧緻運動の障害（薬剤容器の開封能力）
  - ・ポリファーマシー
  - ・複雑な処方，最近の処方変更
- ●降圧薬の服薬管理における留意点
  - ・治療について患者の理解を助け，合意を得た治療
  - ・処方の簡便化（長時間作用型降圧薬や配合剤の利用）
  - ・薬剤の一包化
  - ・服薬カレンダーや薬ケースの利用
  - ・同居者や介護スタッフによる服薬管理

（日本高血圧学会高血圧治療ガイドライン作成委員会：高血圧治療ガイドライン2019, ライフサイエンス出版, p146表8-4, 2019）

Q&A 7-1　「保健指導では，高血圧の恐ろしさを強調しすぎていないか」と感じることがあるが，どう考えたらよいか？

高血圧の管理には生活習慣の修正が重要であるうえ，多くの場合，一生向き合う必要がある病気であることを考慮すると，住民が高血圧に関する情報を正確に理解したうえで，自ら生活習慣の修正や降圧薬服用に向き合うことができるように保健指導することが大切である。

高血圧の恐ろしさについて正確に理解してもらうことは，高血圧と向き合ううえでの出発点となる。5章の資料を使い，血圧のレベルによって脳卒中など，脳心血管病の発症率が異なること，腎機能低下の速度が異なることをイメージとして理解してもらうことが大切である。こうした図は血圧が高くなるとその危険度が増すことを示している一方，血圧を下げればその危険が低下することも示している。高血圧で困ることを強調するか，降圧によってどのような良いことがおきるかを強調するかは，保健指導の対象者の性格，人生観などを考慮に入れて判断することが望ましい。高血圧のことを心配している人には降圧の効果の話を中心に話し，「血圧を適正に管理して，高血圧で困ることがおきないようにしましょう」という話し方になるであろうし，高血圧の害に鈍感な人には困ることを前面に出して，高血圧の恐ろしさを理解してもらうことが必要であろう。また，腎機能低下による透析導入を心配して

いる人では透析になる危険が高血圧でどれだけ高くなるか，血圧の管理でその危険をどれだけ減らすことができるかを考えさせるなど，その人が身近に考えている高血圧の危険を中心に説明することが大切であろう。

表現の仕方や指導の仕方はいろいろであろうが，「高血圧が健康長寿達成を妨げる最も大きな病気である」ことについて認識してもらうことは保健指導にとって重要である。

Q&A 7-2 「血圧が下がりすぎるのが心配」という声にはどう答えるべきか？

「血圧の下がりすぎ」に対しては2つの心配がある。1つは，血圧の下がりすぎによって脳への血流が低下し「立ちくらみ」などの不快な症状をおこすという心配である。もう1つは，血圧が下がりすぎると脳や冠動脈を流れる血流が遅くなり，それ自体が脳梗塞や心筋梗塞の原因になるのではないかという心配である。

一般には，前者の「症状の出現」を心配する人が多い。血圧が下がりすぎたときに生じる症状としては「立ちくらみ（13章-3）」，「ふらつく」，「元気がなくなる」，「食欲がなくなる」，などがある。このうち，「立ちくらみ」や「ふらつく」という症状は，臥位や座位の姿勢から急に立ち上がった場合に生じることが多い。急に立ち上がったとき，血管内の血液が足のほうに移動し脳へ送られる血液が減少することによる症状である。正常では下肢の血管が収縮し脳にいく血液を保つように調節されるが，降圧薬を服用しているとこの調節がおきにくく，立ちくらみが現れやすい。これは事実であるが，降圧薬全体を避ける理由にはならない。なぜならこうした症状は，「降圧薬を少量から開始し血圧をゆっくり下げる」ことや「降圧薬の種類を変える」などの工夫で避けることが可能だからである。また，患者自身が，臥位や座位から立ち上がるとき，ゆっくり立ち上がることで立ちくらみをおこさないよう工夫できる。たとえ立ちくらみが生じても，臥位や座位に戻るか「しゃがむ」ことで脳への血流が回復しただちに症状は消失する。その後ゆっくり立つことを心がければ立ちくらみがおこらないことが多い。

立ちくらみ症状が出た場合，立ち続けていても頭部へ血液が送られるような調整がなされ症状が自然に回復することが多いが，時に脳への血流減少が続き，「気持ちの悪さや目の前が真っ暗になり意識を失う」状態に進むこともあるので，立ちくらみが起きたら無理をせず，元の姿勢に戻り，症状の回復を待ってゆっくり立ち上がることを勧めたい。

このように血圧の下がりすぎによる症状として最も多い「立ちくらみ」は降圧薬に必発の副作用ではなく，ちょっとした工夫で避けられるものであり，得られる効果を考えると降圧薬を飲まない理由とはならない。

血圧が下がりすぎることに関するもう1つの心配（血圧の下がりすぎそれ自体が脳梗塞や心筋梗塞の原因になるのではないか）については，血圧の下がりすぎの程度が問題になる。高血圧治療ガイドライン2019には，「収縮期血圧120 mmHg未満に降圧された場合には，過降圧すなわち血圧低下による有害事象の発現に注意を要する」，「高齢者で収縮期血圧130 mmHg未満に降圧した場合には過降圧となる可能性に注意を要する」との記載があり，降圧薬による治療中に収縮期血圧120 mmHg（高齢者では130 mmHg）未満になる場合には，血圧の下がりすぎとなる可能性があると警告している。一方で，「初期治療においてはまず収縮期血圧130 mmHgまで降圧し，低血圧による症状や所見がなければ次に120 mmHgまで降圧することにより，過降圧はおこり難い」，「すでに130 mmHgあるいは120 mmHg未満に収縮期血圧がコントロールされており，低血圧による症状や所見がなければ降圧を緩める必要はない」として，低血圧による症状・所見がなければ，120 mmHg未満でも問題ないと受けとれる表現になっている。

一方，血圧の下がりすぎを心配する場合，高血圧治療によって得られる利益と副作用による不利益とのバランスを考える必要があることを理解してもらう必要がある。収縮期血圧が130 mmHg以上では動脈硬化の進行が進む可能性があり，そのために診察室血圧130/80未満（75歳以上では140/90未満）が降圧目標として定められている。しかし，血圧は常に変動しており，130 mmHgを降圧目標にして治療する場合，たまたま測定した血圧が120 mmHg以下のときもありうる。下がりすぎによる副作用を心配しすぎると，血圧が高いことによる動脈硬化の進展を許すことになりかねない。降圧目標が130 mmHg未満に設定された根拠には，「多数例での治療研究では，血圧が下がりすぎのときがあったとしても，130 mmHg未満を目標に治療することが，それより高い血圧で管理するよりも良い成績を収めた」という報告があることを理解してもらう必要がある。

また，高血圧の結果としての動脈硬化の程度や合併症の有無は個人差が大きい。降圧薬の量や種類が適切であるかどうかは，実際の血圧のレベルをかかりつけ医が正確に把握して初めて可能である。そのため，家庭血圧の測定記録を持って受診することは血圧の下がりすぎによる副作用を減らすうえで大切である。

高血圧の恐ろしさを強調しすぎていないか

　患者さんに行動変容をおこしてもらうことは大変難しいことだと思います。ついつい「放置していたら，とんでもないことになる！　だから行動を変えなさい，薬を飲みなさい（飲んだほうがよい）」と言ってしまいがちだと思います。これは医師にもあることで反省しているところです。大切なのは，「頭で理解したことが実践につながる」ようチーム医療として働きかけることであり，健診と医療機関と常に連携することを大切にし，その関係のなかで「行動変容をしてもらう」，「内服を開始してもらう」ようにすることだと思います。

（宮崎　正信）

血圧の下がりすぎが心配と言われたら

　冬はちょうどよい血圧である人も，夏になると下がってふらふらする自覚症状が出たりします。それはご本人にとって辛いことだと思います。よって，ご本人の訴えをよく聞き，下がりすぎる経験をした患者さんに話す場合には，まずは同調することが大切だと思います。そして今後どうしていくか，どのようにして防ぐか（家庭血圧測定を開始してもらうなど）を一緒に考えていくことも大切だと思っています。

（宮崎　正信）

　高血圧の恐ろしさをどの程度強調するかは，患者さん個々の「高血圧に対する考え方・とらえ方」により説明の仕方が異なると思います（人をみて法を説け，ということでしょうか）。

　現在では，高血圧は適切な診断と治療によりコントロール可能な疾患ですので，高血圧を放置するリスクのご説明と並行して，治療により心血管イベントの発症・進行を抑制して健康寿命を延伸できることも，ご本人・ご家族によくご説明して希望をもっていただくことが大切と考えています。

　「血圧が下がりすぎるのが心配」という患者さんの声は，確かによく聞かれます。高血圧治療ガイドラインでも目標血圧の下限を示して，過降圧に注意喚起しています。時に，今まで著明な高血圧を呈していて，治療により適正な血圧レベルに達したのを「下がりすぎ」と受けとる方もおられます。その場合は「血圧管理の目標レベル」についてお話しし，「今の状態が適切な血圧レベルである」と伝えます。

　当院では，家庭血圧をみて過降圧に注意し，「めまい，立ちくらみはないですか？」と診察ごとに尋ねることにしています。特に高齢者，減塩が実施できている方，夏場に多いと感じています。必要に応じて，本文にあるような生活指導（緩徐に立ち上がるなど），一時的な降圧薬の減量・中止などを行うとともに，めまい，立ちくらみの原因となる他の病気（耳鼻科的眩暈，脳梗塞など）がないか調べます。

（磯崎　泰介）

高血圧の治療について簡単に理解してもらうために

治療の進め方の判断基準を示す

　　　高血圧の治療の進め方は，「血圧以外の危険因子などの有無で治療の進め方の判断をします」という資料（図）を使って，本人と一緒に確認をしていきます。

　　　最初に❶脳心血管病の危険因子Ⓐ～Ⓒを確認します。次に❷血圧値と危険因子を合わせたリスクを確認します。❸血圧値とリスクが重なる箇所が本人の血圧治療の進め方になります。

　　　治療の進め方は，1～3か月間の生活習慣改善から始める人やただちに降圧療法開始が必要な人などさまざまです。どの段階なのかを保健師も本人と一緒に判断し，治療の進め方を示します。

　　　なかには，収縮期血圧180 mmHg以上のⅢ度高血圧でも「薬を飲まずに自分の力で頑張る」という人がいますが，資料にある具体的な薬物療法の進め方を伝え，主体的に医療機関を受診できるよう支援します。

　　　保健師は1回のみのかかわりでなく，区分に合わせて1～3か月後には再度「その後，どうですか」と訪問して，血圧の値や服薬状況を確認するなど，対象者と継続的にかかわります。なお，保健師が治療の継続を確認するためには，KDB（国保データバンクシステム）などの利用が有効な手段です。

図　血圧以外の危険因子などの有無で治療の進め方の判断をします

❶脳心血管病の危険因子を確認しましょう
※あてはまるものに☑をしてみましょう。

Ⓐ【危険因子】

□65歳以上
□男性
□喫煙
□脂質異常症
　・低HDLコレステロール血症（＜40 mg/dL）
　・高LDLコレステロール血症（≧140 mg/dL）
　・高トリグリセライド血症（≧150 mg/dL）

Ⓑ【危険因子】

□糖尿病
　・空腹時血糖≧126 mg/dL
　・随時血糖≧200 mg/dL
　・HbA1c≧6.5%（NGSP）

Ⓒ【臓器障害】

□脳
　・脳出血，脳梗塞
□心臓
　・心筋梗塞
　・非弁膜症性心房細動
□腎臓
　・蛋白尿（CKD）

❷血圧値と危険因子を合わせた自分のリスクは…
※あてはまるところに○をしてみましょう。

	高値血圧 130～139/ 80～89	Ⅰ度高血圧 140～159/ 90～99	Ⅱ度高血圧 160～179/ 100～109	Ⅲ度高血圧 ≧180/≧110
リスク第一層 ・危険因子がない	低リスク	低リスク	中等リスク	高リスク
リスク第二層 ・Ⓐのいずれかがある	中等リスク	中等リスク	高リスク	高リスク
リスク第三層 ・Ⓐが3つ以上ある ・Ⓑ，Ⓒのいずれかがある	高リスク	高リスク	高リスク	高リスク

❸血圧治療の進め方（血圧の分類とリスクによって異なります）

		血圧値（診察室血圧）			
		高値血圧	Ⅰ度高血圧	Ⅱ度高血圧	Ⅲ度高血圧
血圧値	収縮期	130～139	140～159	160～179	180～
	拡張期	80～89	90～99	100～109	110～
リスク	低リスク / 中等リスク	3か月間 生活習慣の改善	1か月間 生活習慣の改善		
	高リスク	1か月間 生活習慣の改善	ただちに降圧療法の開始		

ただちに降圧療法の開始

◎一般的に，薬剤は1剤，少量から開始されます。家庭血圧測定等での血圧値が十分に下がらない場合は，医師の判断で増量・他の種類の降圧薬が追加されます。
◎薬の効果は，1～3か月かけて徐々に表れてきます。
◎自己判断で，薬の飲み方を変える，中断はやめましょう。必ず医師に相談し，指示どおり服用してください。
◎高血圧の薬は生活習慣の修正により，降圧薬を減量，または中止になることもあります。
　　あわせて生活習慣改善

第8章　生活習慣の修正―総論―

SUMMARY

　降圧治療における生活習慣修正については，①生活習慣の修正はすべての高血圧患者に求められること，②1つの項目のみでなく必要とされるすべての生活習慣の修正を行うこと，③生活習慣の修正と降圧薬との関係について具体的な方針が定められていること，④生活習慣の修正が多くの機序を介して健康長寿の達成に効果を有すること，などを理解しておくことが大切である（8章-1）

　降圧治療のなかで中心を占める生活習慣修正について，高血圧治療ガイドライン2019では減塩，果物・野菜の摂取，脂質の摂取の仕方，減量，運動，禁煙，その他について推奨している。高血圧に対する保健指導の目的は健康長寿の達成にあることを念頭に生活習慣全般を見直すことが求められる（8章-2，3）

　生活習慣修正によって低下が期待される血圧の程度について，減塩，減量，運動のどれも平均的には4～5 mmHg程度の降圧が期待される。しかし，それぞれの生活習慣の乱れがどの程度血圧の上昇にかかわっているか，生活習慣をどの程度修正できるかなど，一人一人異なるため生活習慣の修正による降圧の程度も異なる（8章-4）

　高齢者については，減塩の食欲に及ぼす影響，合併症の有無など個人差が大きくなるため，生活習慣の修正を指導する場合には，個人個人に適した指導が必要である（7章-6，8章-5）

　健康志向の高まりもあって特定保健用食品（トクホ）やサプリメント（サプリ）を摂取している人が増えているなか，高血圧でありながら「トクホやサプリを飲んでいるから大丈夫」と考え，減塩，減量，運動などの生活習慣修正がおろそかになったり，降圧薬を服用しない理由になっていることもある。高血圧と正しく向き合ううえで，トクホやサプリについて正しい理解を得ておくことも重要である（8章-6）

8章-1　生活習慣修正について理解しておきたいこと

　高血圧治療ガイドライン2019では「高血圧は生活習慣病の一つであり，生活習慣の修正により高血圧の予防および降圧効果が期待できる。また，健康増進のため血圧値によらず生活習慣の修正の対象となる。特に脂質異常症，糖尿病，メタボリックシンドローム，肥満など他の生活習慣病が併存する場合には，治療法として生活習慣の修正の重要性が高く，低コストで安全にこれらの危険因子を同時に減らすことができる。生活習慣の修正による降圧効果を維持するためには，医師と患者の双方が長期的に努力を継続することが必要である。多くの高血圧患者は生活習慣の修正だけでは目標とする降圧を得ることはできないが，降圧薬の効果を高め薬剤数と用量を減じることができるので，降圧薬治療を開始しても生活習慣の修正の重要性は変わらない」として，高血圧治療のうえでの生活習慣の修正の重要性を強調している。

　降圧治療における生活習慣の修正については，次の4つのことを理解しておきたい。

1）生活習慣の修正はすべての高血圧患者に求められる。生活習慣の修正のみで降圧の目標が達成されたり，降圧薬の減量ができることが少なくない。逆に，食塩の過剰摂取や高度の肥満などがあると降圧薬の量を増やしても十分な降圧が得られない場合が少なくない。生活習慣の修正は，高血圧のレベルや降圧薬内服の有無などに関係なく，すべての高血圧患者に求められる。

　さらに，高血圧予防の観点からは，血圧正常者に対しても適正な生活習慣を勧めたい。特に，幼小期は個人個人の生活習慣が作られていく時期であり，長期に及んで生活習慣の影響を受ける可能性があることから，幼少期から適正な生活習慣を身につけるよう指導・教育することが重要である。

　一方，高齢者については，生活習慣の修正による食事摂取への影響，合併症の存在などを考慮し，一定の配慮が求められる（7章-6，8章-5）

2）生活習慣の修正は，1つの項目のみでなく必要とされるすべてを行うことである。高血圧治療ガイドライン2019では減塩，果物・野菜の摂取，脂質の

摂取の仕方，減量，運動，節酒，禁煙を重視し推奨しているが，その他として寒冷，情動ストレス，睡眠，便通への配慮も求めている（8章-2，3）。

3）生活習慣の修正と降圧薬との関係について具体的な方針が定められている。具体的には，一定期間の生活習慣修正で目標血圧に達成しない場合は薬物療法を開始すること，高血圧の程度や心血管疾患の危険因子の有無により層別化されるリスクによって薬物療法開始の時期を決めることなどが高血圧治療ガイドライン2019では定められている（7章-5）。

4）生活習慣の修正が多くの機序を介して健康長寿の達成に効果を有する。

　1つ目は，血圧を下げる効果である。

　2つ目は，脳心血管病の発症リスクを下げる効果である。食塩の過剰摂取や肥満，運動不足，喫煙などは血圧を上げる以外に，直接的に脳心血管病発症の危険因子となる。高血圧治療の目的は脳心血管病発症を抑制することであることを考えると，高血圧の治療のみでなく，高血圧以外の脳心血管病の発症リスクも下げるための生活習慣の修正も同時に行うことが，高血圧治療の目的をより確実に達成するうえで必要である。

　3つ目は，健康長寿達成への効果である。高血圧治療のための減量や運動は降圧や脳心血管病の発症リスクの軽減効果に加え，膝への負担軽減・筋力の増強などを通じて転倒・骨折予防を介して「寝たきり」の回避につながる。また，禁煙は癌予防にも重要である。

　こうした，生活習慣の修正が多くの機序を介して健康長寿の達成に貢献することを理解しておくことは，生活習慣の修正を持続するモチベーションになる。

8章-2　生活習慣の修正項目

高血圧治療ガイドライン2019では生活習慣の主要な修正項目として，6項目（表）をあげている。

本書では，減塩，肥満対策，運動について第9～11章にそれぞれ取り上げる。

表　生活習慣の修正項目

1. 食塩制限6g/日未満
2. 野菜・果物の積極的摂取*
　飽和脂肪酸，コレステロールの摂取を控える
　多価不飽和脂肪酸，低脂肪乳製品の積極的摂取
3. 適正体重の維持：BMI（体重[kg]÷身長[m]^2）25未満
4. 運動療法：軽強度の有酸素運動（動的および静的筋肉負荷運動）を毎日30分，または180分/週以上行う
5. 節酒：エタノールとして男性20～30mL/日以下，女性10～20mL/日以下に制限する
6. 禁煙

生活習慣の複合的な修正はより効果的である
*カリウム制限が必要な腎障害患者では，野菜・果物の積極的摂取は推奨しない
　肥満や糖尿病患者などエネルギー制限が必要な患者における果物の摂取は80kcal/日程度にとどめる
（日本高血圧学会高血圧治療ガイドライン作成委員会：高血圧治療ガイドライン2019，ライフサイエンス出版，p64表4-1，2019）

8章-3　節酒，禁煙，その他の生活習慣の修正

1）節酒

高血圧治療ガイドライン2019では，「飲酒習慣は血圧上昇の原因となる。大量の飲酒は高血圧に加えて脳卒中やアルコール性心筋症，心房細動，夜間睡眠時無呼吸などを引き起こすだけでなく，癌の原因にもなり死亡率を高める」ことについて警告を発している。また，「アルコール単回摂取は数時間持続する血圧低下につながるが，長期に続けると血圧は上昇に転ずる。介入研究では，飲酒制限により1～2週間のうちに降圧が認められる。節酒による降圧効果は，収縮期血圧で3，拡張期血圧で2mmHg程度である」としている。

多量飲酒は脳心血管病の発症に悪影響があることが明確になっている。一方，少量の飲酒の影響について高血圧治療ガイドライン2019では「少量の飲酒が脳心血管病や慢性腎臓病のリスクを軽減するとする報告が多いが，最近の報告では少量飲酒者の死亡率低下は認められていない」としたうえで，「高血圧の管理において，エタノールで男性20～30mL（おおよそ日本酒1合，ビール中瓶1本，焼酎半合，ウイスキーダブル1杯，ワイン2杯に相当）/日以下，女性はその約半分の

10〜20 mL/日以下に制限することが勧められる」としている。

2）禁煙

高血圧治療ガイドライン2019には「禁煙の治療・指導と受動喫煙の防止に努めるべきである」として生活習慣の修正の1項目にあげている。

同ガイドラインでは「喫煙が脳心血管病のリスクであることは確立しているが，喫煙と血圧の関係については長らく明らかでなかった」としたうえで，「1本の紙巻きたばこの喫煙で，15分以上持続する血圧上昇を引き起こすこと」，「高血圧を有しない女性28,000人以上を約10年間追跡した研究や，高血圧を有しない男性約13,000人を約14.5年間追跡した研究で，喫煙者で高血圧の発症割合が多かった」など，喫煙が高血圧の発症に関係するという最近の研究結果を紹介している。さらに，「喫煙は，高血圧を介してだけでなく，直接，脳心血管病の発症リスクを増加させるのみならず，癌や呼吸器疾患などの独立した危険因子であり，禁煙は非常に重要である」としている。

一方，「禁煙で体重が増加することが血圧を上昇させることがある」として，禁煙後の血圧管理では体重増加に注意すべきであるとしている。

3）寒冷，情動ストレス，睡眠，便通への配慮

寒い生活環境，心理的・社会的ストレスや不十分な睡眠，便秘に伴ういきみ，などが血圧上昇をきたす可能性があり，これらを回避する生活習慣に修正することが望ましい。

8章-4　生活習慣修正によって期待される血圧低下の程度

生活習慣修正の項目を単独で修正することによって得られる降圧度は，図の各項目に示される努力で平均4〜5 mmHg程度得られるとされている。

それぞれの生活習慣の乱れがどの程度血圧の上昇にかかわっているか，生活習慣をどの程度修正できるかなど，一人一人異なるため生活習慣の修正による降圧の程度も異なる。たとえば食塩を多量に摂取している場合，減塩できる程度も強く，降圧効果は大きい。また，腎機能低下者や高齢者，肥満，メタボリックシンドローム，糖尿病の人では食塩感受性高血圧であることが多く，減塩によってより大きな降圧を期待できる（9章-7）。

減塩と運動，減量など多項目の修正ができればより大きな効果を得ることが期待できる。

図　生活習慣修正による降圧の程度

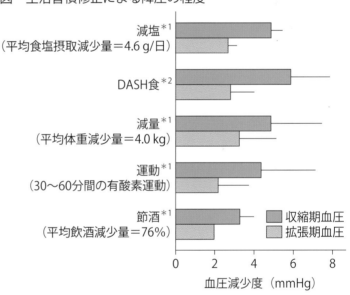

*1メタ解析　*2ランダム化比較試験
（日本高血圧学会高血圧治療ガイドライン作成委員会：高血圧治療ガイドライン2019，ライフサイエンス出版，p64図4-1，2019）
注：DASH食とは，①野菜・果物・低脂肪の乳製品を十分摂る，②肉類および砂糖を減らす，の2点を基本とする高血圧患者のための食事療法で，米国立保健研究所などが提唱する。通常版と減塩版があり，通常版では食塩5.8 g，減塩版では食塩3.8 gの食事となっている。

8章-5　高齢者の生活習慣修正

高齢者の生活習慣の修正で留意すべきことについて，高血圧治療ガイドライン2019では以下の点をあげている。また，転倒・骨折，など高齢者の特殊性に基づく留意点もあることに注意する必要がある（7章-6）。

1）減塩

高齢者では一般に食塩感受性が高く，減塩が有効である。食塩制限は6 g/日を目標にするが，過度の減塩は大量発汗時などに脱水の誘因となるので注意が必要である。また，味付けの極端な変化による食事摂取量低下から低栄養となることもあるため，指導にあたっ

ては全身状態の管理にも注意する。一般的にはカリウムの豊富な食事が望ましいが，腎機能障害では高カリウム血症にも注意する。

2）運動

　有酸素療法を推奨するが，一般に転倒リスクが高いこと，関節障害のリスク増大，心負荷などを考慮して，速歩ではなく通常の早さでの歩行を推奨する。冠動脈疾患，心不全，腎不全，骨関節疾患などの合併がある場合には，事前のメディカルチェックは必須であり，専門家の意見を含めて運動療法の適否を個別に判断する（11章-3）。

3）減量

　肥満者は適正体重を目指すべきであるが，急激な減量は有害となる可能性があるため，個別に長期的な無理のない減量を行う。

4）節酒

　日常的に中等量以上のアルコールを摂取する患者においては，節酒を指導する。

5）禁煙

　喫煙者に対しては禁煙を指導する。

8章-6　特定保健用食品（トクホ）とサプリメント

　健康志向の高まりをビジネスチャンスととらえ，多くのサプリや特定保健用食品（トクホ）が売り出されている。高血圧住民アンケート（1章-4，巻末付表1）への回答でも明らかなように，「サプリやトクホを飲んでいるから大丈夫」として，高血圧があっても減塩，減量，運動などの生活習慣の修正をおろそかにしたり，降圧薬を服用しない理由としている場合もある。現在の日本においては，高血圧と正しく向き合ううえでサプリやトクホについて正しい理解を得ておくことも重要である。

　高血圧治療ガイドライン2019では，「特定保健用食品（トクホ）・機能性表示食品に降圧効果はあるか？」について記載している。それによると，「高血圧に関する特定保健用食品には機能成分としてペプチド，杜仲葉配糖体，酢酸，γアミノ酪酸，フラボノイドなど降圧効果を示す成分が含まれているが，その有効性を示す臨床試験に求められている要件は降圧薬に比べ期間が短く，対象者数も少なく，十分な降圧効果は期待しがたい」として，「降圧薬の代替品にはならず，降圧効果に過剰な期待をもたないよう説明するとともに，摂取については積極的に勧めない」と結論付けている。

　トクホについては，消費者庁ホームページの特定保健用食品許可（承認）一覧をみることができる。それによると，「血圧の高めの人に適した食品です」など血圧が高い人に有用であるかのような表示がされた食品は150種以上あるが，多くはイワシ由来のアンジオテンシン変換酵素（ACE）阻害作用を有するペプチドや，神経伝達物質であるGABA（γ-アミノ酪酸）などが含まれた食品である。ある意味，降圧作用を有する薬品成分を添加して血圧が下がるように作られた食品と考えることもできる。アンジオテンシン変換酵素（ACE）阻害活性を有する降圧薬（アンジオテンシン変換酵素阻害薬）は，降圧効果の程度に基づき服薬量が決められているが，トクホの場合には，どの程度摂ればどの程度血圧が下がるかの根拠は示されていない。また，降圧薬としてのアンジオテンシン変換酵素阻害薬は妊婦には禁忌とされており，腎障害を有する患者への投与にも注意喚起がされている。そうした成分が含まれているトクホの場合に，こうした使用上の注意が周知されているとはいい難い。

　「血圧を下げる効果があるとされる特殊食品が血圧高めの人に推奨されるのは，降圧に働く成分が含まれている」という程度の根拠であると理解すべきである。実際，トクホについては「高血圧の予防薬や治療薬ではない」と表示したり，「過量」になることに注意したり，「降圧薬を服用している人は医師に相談すること」を求める記載をしているものが多い。血圧を下げる効果があるとされるトクホについては，こうした点が周知されるべきである。

Q&A 8-1 生活習慣修正を，どの程度の期間行えばどの程度の降圧が期待できるか？

8章-4に示されるように，減塩や減量，運動などによる生活習慣の修正で平均として収縮期血圧4～5mmHg程度の降圧が期待される。ここに示されている降圧の程度は平均値であり，一人一人の高血圧の原因，生活習慣修正前の不節制と修正の程度，食塩感受性などによって強く影響されることから，生活習慣修正の降圧効果については個人差がある。

生活習慣修正によって1～4週間程度で降圧効果が出始めることも期待できるが(9章-2，3，7)，高血圧治療ガイドライン2019の「初診時の血圧レベル別の高血圧管理計画」(7章-5 図)に示されるように，薬物療法開始の指標として「生活習慣の修正を1～3か月行って血圧が正常化しなければ薬物療法開始」を提案していることを参考にすると，生活習慣修正による降圧効果出現までの期間の目安を1～3か月とすることが妥当であろう。生活習慣修正努力にもかかわらず，降圧がみられない場合には生活習慣修正の努力が適正に行われているか見直すことが重要である。また，たとえ期待される降圧が得られなくても，食塩過剰摂取，肥満，運動などはそれ自体として脳心血管病発症の危険因子となるので，生活習慣修正の方法を見直しつつ継続することは重要である。

Q&A 8-2 「薬を飲んでいるから生活習慣の改善はしなくてもよい」という人にどのように接するか？

「薬を飲んでいるから生活習慣の改善はしなくてもよい」という言葉には，「降圧薬を飲んでいれば高血圧対策は十分」と考えているかもしれない点を問題にする必要がある。降圧薬を飲んでいる，塩分を摂らないなど生活習慣に注意していることを理由に「自分は高血圧治療をしっかり行っている」と考える高血圧患者が少なくない。高血圧治療ができているかどうかの判断は，「血圧が降圧目標に達しているかどうか」で決まる。降圧薬を飲んでいても血圧が目標値に達していなければ，降圧のための努力は不十分であり，生活習慣の修正努力を強化するか，降圧薬の増量が必要になる。「生活習慣の修正をしていればよい」とか「降圧薬を飲んでいれば高血圧対策は十分」ということでなく，血圧が目標値に下がっている必要があることを保健指導として改めて確認しておきたい。

もし，降圧薬の服用によって血圧が目標レベルに管理されている場合でも，生活習慣に改善すべき点があれば改善は必要である。その理由の1つは，生活習慣の修正によって降圧薬を減量できる可能性があるからである。また，食塩過剰摂取や体重増加，運動不足，喫煙などの不適切な生活習慣は血圧上昇とは関係なく，脳卒中や心筋梗塞などの脳心血管病の危険因子となるからである。高血圧治療の最終的な目的である健康長寿の達成には生活習慣の修正が重要である(8章-1参照)

Q&A 8-3 「減量，減塩，運動などの生活習慣修正が難しい住民」に対して，保健指導をどうしたらよいか？

高血圧の治療は生活習慣の修正を基本としつつ，生活習慣の修正によっても目標血圧にならない患者では降圧薬治療を考慮することが基本である。

仕事が忙しく，運動の時間はとれず，夕食も夜遅く，外食が多いなど，生活習慣の修正が困難な仕事や生活環境にいる人は実際には多い。こうした人では高血圧のみでなく，肥満，脂質異常症，高血糖などを有していることが多く，時には喫煙やアルコール摂取過多の場合も少なくない。これらすべては，高血圧を悪化させるとともに脳卒中や心筋梗塞，腎不全への道を加速させている。自分がどれだけの脳心血管病の発症リスクをもっているかを理解し，仕事との向き合い方も含め，生活全体を考え直す機会をもってもらうことが第一に求められることである。そのうえで，今の厳しい生活環境のなかで，是正できる生活習慣がないかを整理し，少しでも可能な点について生活習慣の修正ができるよう指導したい。

生活習慣修正の可能性を追求しつつも，「生活習慣修正によっても血圧が目標値に達しない場合には降圧薬を服用する」とする基本に立ち戻ることも重要である。「生活習慣の修正ができない人(できない環境にある人も含め)」は「生活習慣の修正で目標血圧に達しない人」に含まれる。この場合，降圧薬を服用して血圧を目標レベルに下げることが重要である。こうした生活環境にある人は忙しさを理由に受診の継続や確実な服薬もおろそかになりがちであることから，受診・服薬の継続のチェックも含め保健指導の重要性は大きい。保健指導としては，降圧薬を定期的に服用し，血圧を目標レベルに下げることによって脳卒中や心疾患の発症を予防できる(12章)こと，そのためには受診と降

圧薬の継続服用が重要であることを十分納得してもらうことが必要である。また，定期的な家庭血圧の測定は血圧管理を継続するモチベーションを維持するうえで大きな力になるため，家庭血圧の測定と記録を指導することも大切である。

生活習慣の修正が困難な生活環境にある人への保健指導では，その人の脳心血管病発症のリスク全体を把握し，予防に必要なこととできることを全体的に把握し，優先事項，個人の事情を勘案したうえでの保健指導を行うことが特に求められることから，保健指導の力量が試される機会として前向きにチャレンジすることを期待したい。

Q&A 8-4 「生活習慣修正の対象となる点がない住民」への保健指導は何をすべきか？

高血圧の治療は，血圧を上げる要因となる肥満や食塩摂取過剰，運動不足などの生活習慣の修正と，生活習慣修正によっても血圧が正常化しない場合の降圧薬の服用とからなる。高血圧に対する保健指導の目的は，これらが適切に行われ，血圧の正常な維持が実現することである。

「高血圧に対する保健指導は減塩，減量，運動である」と考えていると，太ってはおらず，減塩もある程度できており，30分程度の運動もしているが血圧は高いという住民に何を保健指導すべきか迷うことがあるか

もしれない。高血圧に対する保健指導の目的に立ち返ると，生活習慣修正の努力のみでは血圧が正常化しない場合には降圧薬が必要であることを説明し，受診して医師の指示に従うよう促すことが，保健指導として求められることになる。

さらに，高血圧治療の最終目的である健康長寿達成のために禁煙，節酒を指導し，脳心血管病のリスクには高血圧だけではなく脂質異常症や高血糖も含まれることから，それらの是正を促す保健指導が求められる。

Q&A 8-5 「特定保健用食品（トクホ）を摂っているから降圧薬は不要」という人にどう接するべきか？

以下の4点を念頭に置いて対応することが望ましい。
1）高血圧治療の目的は，血圧を目標値に下げることによって脳心血管病の発症を抑制することである。したがって降圧薬であれトクホであれ，飲んでいるから大丈夫ということではなく，血圧が目標値に達しているかどうかで高血圧に対する対策が十分かどうかを考えるという理解をする必要がある。トクホを飲んで高血圧対策をしていても血圧が目標値に達していなければ，目標値を達成するようさらなる対策（生活習慣の修正もしくは降圧薬服用）が必要である。
2）この質問には降圧薬の必要性に焦点が当たっているが，生活習慣の修正ができているかをチェックすることも必要である（8章-1）。
3）高血圧に良いとされるトクホには降圧作用が知られている成分が含まれており（8章-6），ある程度の降圧作用が期待される場合もある。しかし，「トクホとしての有効性を示す臨床試験に求められている要件は降圧薬に比べ期間が短く，対象者数も少なく，十分な降圧効果は期待しがたい」ことから，高血圧治療ガイドライン2019では，「降圧薬の代替品にはならず，降圧効果に過剰な期待をもたないよう説明するとともに，摂取については積極的に勧めない」と結論付けている。

　高血圧に良いとされるトクホには，アンジオテンシン変換酵素（ACE）阻害活性を有するものが少なくないが，こうした作用を有する降圧薬（アンジオテンシン変換酵素阻害薬）は，妊婦には使用禁忌であり，腎障害を有する場合の服用には注意喚起がされている。そうした成分が含まれているトクホの場合にも同じ注意が必要であるが，「トクホは安全」と考えている人が多い。トクホには，「高血圧の予防薬や治療薬ではない」と表示したり，「過量」になることに注意したり，「降圧薬を服用している人は医師に相談すること」を求める記載をしているものが多いことも，理解してもらう必要がある。
4）トクホや特殊な食品，民間療法については，その効果，費用，副作用などの問題がある一方で，効果に期待する住民が多い現状を考えると，その是非を議論することにこだわるよりも，「減量，減塩，運動など基本となるべき生活習慣の修正に努力することと，住民が今努力している特殊な食品の摂取や民間療法などによって目標血圧に達しているかどうかを，住民自らが意識し検証する」よう指導することに重点を置くという対応も大切であろう。高血圧に関する生活指導において最も重要なことは，住民自身が高血圧に主体的に取り組む姿勢を育むことだからである。

サプリを飲んでいる患者さんへの対応

　　降圧薬を開始しようとすると，すでにサプリを始めていることも多く，しかも高価なものを飲んでいる方も少なくありません。降圧薬とサプリとを同じように考えている患者さんも多いので，私は完全否定せず，患者さんの反応をみながら，「それでは，サプリを飲んでみて下がるかどうか，試してみましょうか？」と話すこともあります。同時に「生活習慣の改善も促して，サプリで下がらなかったら，その時点で，サプリよりちゃんとした基準をクリアした薬を開始しましょうか？」と促します。サプリ愛好家はサプリに対して，盲目的に信じていることも多く，それを端から否定すると，こちらの話に乗ってこないこともあるので，"負けるが勝ち"の気持ちで，最初はこちらから歩み寄るのも一選択肢と思います。

（宮崎　正信）

患者さん・医療者間の「心理的ギャップ」に配慮

　　生活習慣の修正は，高血圧を含めたすべての生活習慣病において重要です。しかし，患者さんが永年培った生活習慣の修正は容易ではありません。医療者にとって，悪しき生活習慣を修正することは医学的根拠をもった「正義」ですが，時にその「正義」は患者さんの心を深く傷つけ，患者さんが医療者から人生を否定されたと感じ，強い反発を招きます。医療者は，誰にでもその人なりの「正義」があることを念頭に置いて指導することが大切です。

　　どんなに知性を備えた患者さんでも，一般人と医療者との間には想像を絶する医学的リテラシーのギャップがありますが，医療者はそれを忘れがちです。長く診ていて指導もたくさん行い，疾患の十分な知識があると思っていた患者さんで，ふとした拍子にそれが錯覚だったと気づいて愕然とすることもあります。一方，高等教育を受けていない方でも，きちんと生活習慣修正の意義を理解して，行動変容できる方もおられます。患者さん・ご家族と医療者が一緒に取り組んで行動変容できると，成功体験となり，両者に強い信頼関係が生まれ，以後の治療もうまくいきます。

　　本文中の修正項目のうち，本人が実施可能なものに1つでも多く取り組んでいただくための支援を，医師・スタッフで行います。指導する際は，患者さん個々が達成しやすいよう細かいステップに分けて行う，あるステップで失敗して退歩してもめげずに戻って辛抱強くやり直す，などがコツです。

（磯崎　泰介）

Q&A 8-6　民間療法にどれほど降圧効果を期待できるか？

「らっきょう，酢生姜，黒酢，そばなどの摂取が血圧を下げる」，「サウナに入浴すると血圧が下がる」，などの情報がネット上に飛び交う。そうした情報には，「サウナに入って血圧が下がった」とする医療機関からの報告や個人の体験談がつけられている場合もある。また，逆に「塩分制限や運動は高血圧の治療に必要ない」，「高血圧の薬は副作用がある」，などの情報も多く発信され，医師の指示する生活習慣の修正や降圧薬服用に疑問を感じさせる形で民間療法に誘導することも行われている。こうした情報を得て「民間療法で下げたほうがいいと思うので降圧薬を飲みたくない」とする人も少なからずいる（巻末付表1）。

高血圧治療ガイドライン2019で示される，高血圧患者に求められる生活習慣の修正（8章-1〜4）や降圧薬の使用については，いずれも複数の研究者が，多数の研究論文のなかから信頼に足ると考えられる研究報告に基づいて推奨していることであり，科学的根拠に基づいている。まずは，ガイドラインに従った生活習慣の是正に努力することが勧められる。

一方，ガイドラインに記述されていない民間療法は，「その降圧効果や，降圧効果の程度について，信頼できる情報がない」として判断された結果，ガイドラインに記載されていないものであり，科学的根拠はなく勧められるものではない。

もちろん，科学的にその効果が証明されていないということであって，降圧効果がある可能性が100％否定されているということではない。しかし，製薬会社などによって，降圧効果のある物質を探す努力が広くなされてきた歴史を考えると，身近な民間療法のなかに「目標とする血圧に達するだけの降圧効果がある物質が含まれている可能性はきわめて少ない」と考えるべきであろう（可能性のある物質はほとんど検討され尽くされている可能性が高い）。また，民間療法でも，「どれだけの量（食品であればその摂取量）を飲めばどれだけ血圧が下がるか」の科学的データが求められるが，そうしたデータはまったくない。

一方，「高血圧治療を長期間継続するうえで，住民自らが主体的に取り組む姿勢を育むことは重要」という観点から考えると，こうした民間療法に取り組もうとする住民との接し方には，一人一人，いろいろな対応があり得る点はトクホと同じである（**Q&A 8-5**）。

生活習慣改善へ一歩踏み出してもらうために

生活習慣の改善はすべての人に重要です

　　良好な血圧のコントロールのためには生活習慣改善のための保健指導が重要となります。まず，生活習慣が血圧の上昇とどう関係しているのかを理解していただくことが重要だと感じています。

　　健診結果から血圧の問題を考えるときには，次ページの「血圧の構造図」を使用します。これは，自分の血圧を決めている要因を考え，生活習慣改善に向かう気持ちになっていただくための資料です。

　　血圧の値は，血液の量と血管の太さ（収縮・狭窄・弾力）で決まります。その2つを決める要素が①から⑦まであることを，住民と一緒に一つ一つ確認をしていきます。そのなかで，自分の血圧の原因と改善できそうなことに気づいていただくことが目的です。

　　特に血圧上昇と強く関連する食塩の過剰摂取については，1日塩分推定量の測定や塩分チェックシートなどを使用し，今までは見える化がしにくかった個人の塩分摂取量を推定することで，より具体的な減塩につながる保健指導ができます。

　　また，生活習慣修正は降圧薬開始前のみならず降圧薬開始後も重要ですが，なかには「薬を飲んでいるから，どんな生活をしてもいい」と言われる人もいます。生活習慣改善の必要性については「薬は血圧を下げることで脳卒中や心筋梗塞を減らしてくれますが，②〜⑥の悪い生活習慣は，降圧薬の効きめを弱くしたり血圧とは関係なく脳卒中や心筋梗塞を増やすこともするのです。脳卒中や心筋梗塞を減らすにはこれらの悪い生活習慣を直しておくことが重要です」とお伝えしていきます。

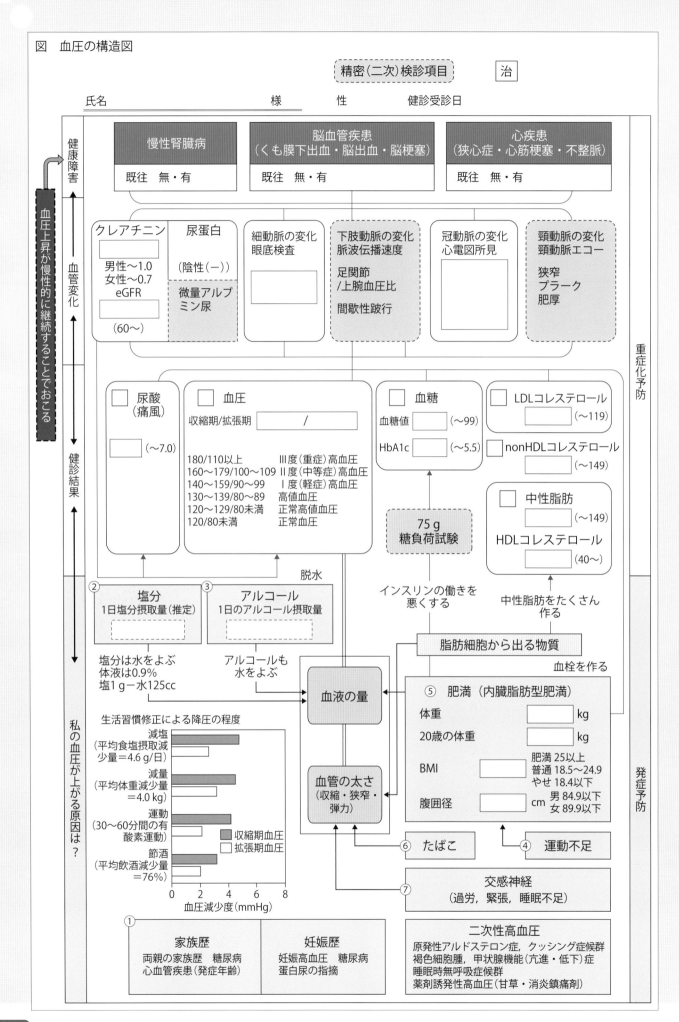

図　血圧の構造図

精密（二次）検診項目　　治

氏名　　　　　　　　　　様　　性　　　健診受診日

健康障害

血圧上昇が慢性的に継続することでおこる

血管変化

慢性腎臓病	脳血管疾患（くも膜下出血・脳出血・脳梗塞）	心疾患（狭心症・心筋梗塞・不整脈）
既往　無・有	既往　無・有	既往　無・有

クレアチニン

男性～1.0
女性～0.7
eGFR

（60～）

尿蛋白

（陰性（−））

微量アルブミン尿

細動脈の変化
眼底検査

下肢動脈の変化
脈波伝播速度

足関節
/上腕血圧比

間歇性跛行

冠動脈の変化
心電図所見

頸動脈の変化
頸動脈エコー

狭窄
プラーク
肥厚

重症化予防

健診結果

□ 尿酸
（痛風）

（～7.0）

□ 血圧

収縮期/拡張期　　　　／

180/110以上　　　　Ⅲ度（重症）高血圧
160～179/100～109　Ⅱ度（中等症）高血圧
140～159/90～99　　Ⅰ度（軽症）高血圧
130～139/80～89　　高値血圧
120～129/80未満　　正常高値血圧
120/80未満　　　　　正常血圧

□ 血糖

血糖値　　　（～99）

HbA1c　　　（～5.5）

□ LDLコレステロール
　　　　（～119）

□ nonHDLコレステロール
　　　　（～149）

□ 中性脂肪
　　　　（～149）

HDLコレステロール
　　　　（40～）

脱水

② 塩分
1日塩分摂取量（推定）

③ アルコール
1日のアルコール摂取量

75g
糖負荷試験

塩分は水をよぶ
体液は0.9%
塩1g−水125cc

アルコールも
水をよぶ

インスリンの働きを
悪くする

中性脂肪をたくさん
作る

脂肪細胞から出る物質

血栓を作る

私の血圧が上がる原因は？

生活習慣修正による降圧の程度

減塩
（平均食塩摂取減少量＝4.6g/日）

減量
（平均体重減少量＝4.0kg）

運動
（30～60分間の有酸素運動）

節酒
（平均飲酒減少量＝76%）

■ 収縮期血圧
□ 拡張期血圧

0　2　4　6　8
血圧減少度（mmHg）

血液の量

血管の太さ
（収縮・狭窄・弾力）

⑤ 肥満（内臓脂肪型肥満）

体重　　　　　　kg

20歳の体重　　　kg

BMI　　　　　　肥満 25以上
　　　　　　　　普通 18.5～24.9
　　　　　　　　やせ 18.4以下

腹囲径　　　cm　男 84.9以下
　　　　　　　　　女 89.9以下

⑥ たばこ

④ 運動不足

⑦

交感神経
（過労，緊張，睡眠不足）

発症予防

① 家族歴

両親の家族歴　糖尿病
心血管疾患（発症年齢）

妊娠歴

妊娠高血圧　糖尿病
蛋白尿の指摘

二次性高血圧

原発性アルドステロン症，クッシング症候群
褐色細胞腫，甲状腺機能（亢進・低下）症
睡眠時無呼吸症候群
薬剤誘発性高血圧（甘草・消炎鎮痛剤）

▌SUMMARY

　食塩の摂取量が多い地域では高血圧の頻度が高く，極端に塩分摂取が少ない（1日1g未満）民族では高血圧の発症がほとんどないことが知られている。こうしたことは，食塩の過剰摂取が高血圧の発症・維持に関与していることを強く示唆している（9章-1）。

　食塩摂取量を減らすと血圧が低下する（9章-2）が，その程度は高血圧患者でより大きい（9章-3）。日本人の食塩摂取量は1960年頃から徐々に減少し，これに伴い国民の血圧（平均値）と脳出血による死亡数が低下している。この事実は，国民全体での減塩が脳出血による死亡を減少させるうえで有効であることを示唆している（9章-4）。

　健康日本21（二次）では「循環器に関する目標設定」を発表しているが，そのなかで「国民全体の収縮期血圧を4mmHg低下させることで，日本人全体の脳梗塞や心筋梗塞を8〜15%減少させる」ことを目標に掲げている（7章-4）。1日1gの食塩減少で収縮期血圧が1mmHg低下するとされていることを考えると，この目標は国民の食塩摂取量を4g減らすことで達成できることになり，減塩の役割は大きいといえる（9章-5）。

　高血圧治療ガイドライン2019では，1日の食塩摂取量を6g未満に減らすことを勧めているが，減塩の下限については決めていない。一方，エビデンスに基づくCKD診療ガイドライン2018では，「過度の減塩は害となる可能性があるため，1日3gを目安として個々の症例に応じて下限を設定する」としている。1日6g未満の減塩を基本としながら，腎機能が低下している場合には3g/日程度までの減塩にとどめることが望まれる（9章-6）。

　食塩摂取の増加が血圧を上昇させる程度については個人差がある。食塩摂取により血圧が上昇しやすい食塩感受性の人と，上昇しにくい食塩非感受性の人がいることは知られているが（9章-7），両者を簡便に判別することができないため，食塩感受性か非感受性かにかかわらず，一律に減塩が勧められている。腎機能低下，高齢，肥満，糖尿病などの人は食塩感受性であることがわかっており，こうした人たちが高血圧患者のなかに多いことを考えると，高血圧を有する人に減塩を勧めることで降圧を期待できる確率は高いと考えられる。

　高血圧対策として減塩は重要であるが，日本人の平均的食塩摂取量は男性10.8g/日，女性9.1g/日（平成29年の国民健康・栄養調査）と多いのが現状である。食生活は慣れた味に左右されることが多いうえ，近年，外食や保存食品（ともに食塩含有量が比較的多い）の利用が多くなってきており，減塩を成功させるには本人の強い意志と周囲のサポートが必要である。

　減塩を実践するうえでは，減塩の必要性とその効果について十分な理解をもって減塩に取り組む姿勢を作ることが第一に求められる。そのうえで，個々人の食塩摂取量や，食習慣のなかで食塩摂取が多くなる原因を具体的に確認し（9章-8），効果的な減塩のための工夫をすることが求められる。減塩のための努力をサポートする目的で，減塩のためのヒントが多く提案されている（9章-9，10）。

　一方，過度の減塩に陥りやすい危険を有する人に対しては，過度の減塩を避けること，特に「調子の悪い日（シックデイ）」の対応について十分に理解してもらい，安全な減塩を進められるようていねいな説明が必要である（9章-11）。

　野菜や果物に多く含まれるカリウムの摂取は，ナトリウムの血圧上昇に対して拮抗的に作用するが，日本人のカリウム摂取量は一般に少ない。そのため，減塩と同時にカリウム摂取を増やすことも食事指導では重要になる。ただし，カリウム摂取を増加させる時には，腎機能が低下している人では高カリウム血症の危険があること，果物の摂取過剰はエネルギー摂取過剰を招きかねないこと，などに注意する必要がある（9章-12）。

9章-1　食塩摂取量と血圧

食塩摂取量（1日蓄尿法）とその地域の血圧の平均値の関係を世界各地で調べた研究（図）では，食塩摂取量と血圧との関係に正の相関がみられた。特に食塩摂取量6g以下では食塩摂取量の減少に伴う血圧の低下が強くなる。

図　尿中Na排泄と収縮期血圧の関係（Intersalt研究）

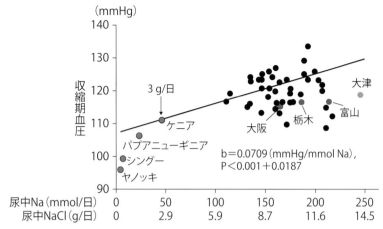

（Intersalt Cooperative Research Group. BMJ 297：319, 1988）

9章-2　減塩の降圧効果

高塩食（8.5g/日），中塩食（6.5g/日），低塩食（4g/日）をそれぞれ30日間摂取し，食塩摂取量と血圧との関係をみた研究（図）では，食塩摂取量の減少に伴い収縮期血圧，拡張期血圧ともに低下していく（それぞれの図の上段が通常食）。この研究では，DASH食（野菜，果物，木の実が豊富で脂肪が少ない食事，8章-4）を提供し，その塩分を変化させたときの血圧の変化

（それぞれの図のDASH食）もみているが，通常食と同様に減塩に伴い血圧は低くなる。同じ食塩摂取の条件で通常食とDASH食を比べるとDASH食では通常食に比べ明らかに血圧は低い。本研究は米国人での研究であり，高塩食として日本人の平均摂取量に近い8.5g/日を用いている。この程度の食塩摂取量であっても減塩が降圧に有効であることを示している。

図　減塩による降圧効果（通常食とDASH食）

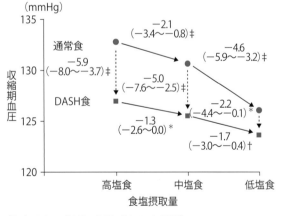

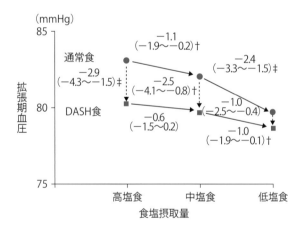

（Sacks FM, et al. N Engl J Med 344：3, 2001）

9章-3　高血圧で減塩の降圧効果が大きい

血圧正常者と高血圧患者とを分けて，食塩摂取量の減少の程度（尿中食塩量の変化で評価）と収縮期血圧の低下の程度との関係を検討した研究では，血圧正常者（図の白丸）に比し，高血圧患者（緑丸）では減塩による血圧の低下が強く生じたと報告されている。この報告では6 g/日の減塩4週間で高血圧患者では収縮期血圧7.11 mmHg，血圧正常者では3.57 mmHgの低下を認めたと報告している。

図　正常血圧者と高血圧患者における減塩の降圧効果

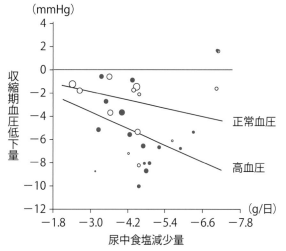

（He Fe, et al. J Hum Hypertens 16：761, 2002）

9章-4　食塩摂取量・収縮期血圧・脳出血による死亡の関係

日本では1960年頃から国民1人あたりの食塩摂取量が徐々に減少してきた（図1）が，それとともに平均血圧の低下（図2）と脳血管障害，特に脳出血による死亡の減少が生じてきた（図3）。国民規模での減塩が国民全体の血圧の低下や，高血圧に伴う健康への悪影響の減少につながることが強く示唆される。

図1　食塩摂取量（1人1日あたり）

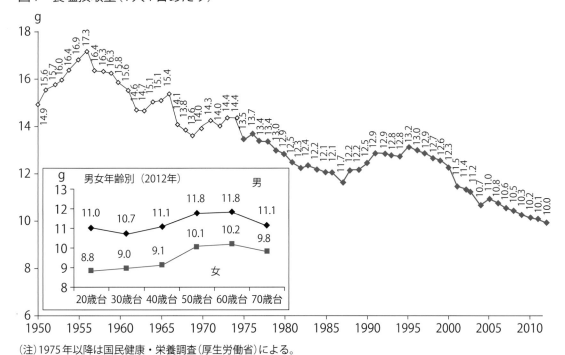

（注）1975年以降は国民健康・栄養調査（厚生労働省）による。
　　　1974年以前はみそ，しょうゆ，漬物，塩干魚，小麦製品の消費量動向から求めた当図録推計値
（資料）「国民健康・栄養調査」，「食料需給表」，「改訂日本農業基礎統計」

図2　血圧の経年推移

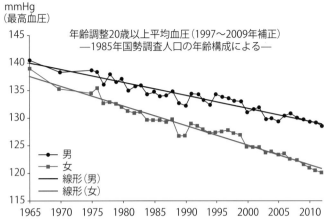

（注）妊婦・血圧を下げる薬の使用者を除外していた1997〜2009年値
　　　は2009年値を2010〜12年の傾向値に合わせる形で当図録により補正
（資料）厚生労働省「国民健康・栄養調査」

図3　脳血管障害による死亡率の経年変化

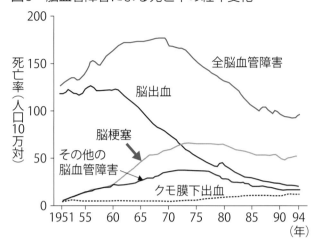

（厚生統計協会：国民衛生の動向. 厚生の指標43, 厚生統計協会, 1996）

9章-5　「減塩1gで血圧1mmHg低下」の意味

　減塩を行ったときの減塩の程度と収縮期血圧低下の程度を調べた報告では，平均として減塩1g/日ごとに収縮期血圧が約1mmHg減少している（8章-4）。

　血圧を繰り返し測定してみると，短時間に収縮期血圧が5〜10mmHg変化することも少なくない。そのため「収縮期血圧の1mmHgの変化は測定誤差の範囲で，意味がない」，「5g減塩して5mmHg低下しないとすれば，苦労して減塩する意味はないのではないか」という声も聞かれる。

　2章-5に示すように，血圧は1日のなかで20〜30mmHg変化している。血圧が5mmHg下がっている期間が短時間であれば，通常の血圧変動のなかの誤差のレベルと言えるかもしれない。しかし，1日の食塩を5g減らすことで1日24時間，血圧が5mmHg低下すると考えるとイメージが少し異なってくる。血圧が5mmHg下がったことで血管が受けるダメージが少なくなるという状況が24時間，さらに1年であれば8,760時間続くと血圧が血管に及ぼす影響が違ったものになる可能

性がある。また，わずかな変化を個人の実感として感ずることは難しくても，大きな集団への影響は無視できないものとなる可能性もある。実際，多数での長期間にわたる検討結果から，「日本人全体の収縮期血圧を1mmHg低下させると脳卒中死亡が3.2％（日本人全体で4,564人），5mmHg低下させると16％（22,818人）減少する」と，「健康日本21」は示している（6章-5）。

　血圧が糸球体濾過量の低下速度に与える影響を示した6章-3について考えてみると，慢性腎臓病（CKD）の患者の血圧を140/90mmHgから130/85mmHgレベルに低下（収縮期血圧10mmHgの低下）させると，糸球体濾過量の低下速度が3分の1程度になる（透析まで至る期間が3倍に延びる，10年後に透析になる予定の人が30年後までならずに済む可能性がある）ことが示されている。透析患者を減らす観点からも，CKD患者全体の収縮期血圧を10mmHg下げることの意味の大きさがわかる。

9章-6　減塩目標値の下限

　高血圧治療ガイドライン2019では，「6g/日未満を目標とした減塩により有効な降圧が得られ，脳心血管病イベントの抑制が期待できることから，本ガイドラインでは減塩の目標値を6g/日未満とする」としている。

　一方，高血圧の管理が重要となるCKDにおける食塩摂取量について，エビデンスに基づくCKD診療ガイドライン2018では，「CKD患者において高血圧・尿蛋白の抑制と心血管病（CVD）の予防のため，6g/日未満の食

塩摂取制限を推奨する。ただし，過度の減塩は害となる可能性があるため，3gを目安として個々の症例に応じて下限を設定する」としている。

　日本人の食塩摂取量は徐々に低下傾向にあるものの，平成29年の国民健康・栄養調査では，男性10.8g/日，女性9.1g/日と報告されており，依然として多いことを考えると，減塩の努力の余地は十分にあり，高血圧の管理に必要とされている6g/日未満という点に

ついては，高血圧治療ガイドライン2019とエビデンスに基づくCKD診療ガイドライン2018の間に違いはない。

　食塩制限の下限について高血圧治療ガイドライン2019では，「3 g/日未満にすることが悪いとする根拠はない」として下限を設けていない。一方で，「高齢者は一般に食塩感受性が高く，減塩は有効である。食塩制限は6 g/日を目標にするが，過度の減塩は大量発汗時などに脱水の誘因となるので注意が必要である。また，味付けの極端な変化による食事摂取量低下から，低栄養となる場合があるため，指導にあたっては全身状態の管理にも注意する」として，高齢者での過度の減塩や急激な減塩を避けることを推奨している。また，「フレイルな高齢者や慢性透析患者などに減塩指導を行う際は，6 g/日未満にこだわらず，体格，栄養状態，身体活動などを考慮して適宜調整を行うことが望ましい」とも指摘しており，過度の減塩が問題をおこす可能性の強い高齢者，腎機能低下者などでは個別に対応することを求めている。

　筆者としては，「1日6 g未満への減塩の努力をするが，高齢者や腎機能低下者については3 g未満への減塩については避ける（もしくは慎重に行う）」ことが現実的な判断と考える。

9章-7　食塩感受性高血圧

　食塩摂取量を増加させたとき，血圧が上昇しやすい人（食塩感受性）と上昇しにくい人（食塩非感受性）とがいる。逆に，減塩したとき，食塩感受性の人は減塩による降圧が大きく，非感受性の人は降圧効果が少ない，という反応の差があるということになる。

　図は，本態性高血圧の18人に低塩食（0.5 g/日）と高塩食（15 g/日）を1週間摂取させた後の24時間血圧を測定した結果を示しているが，個人によって血圧の変化の程度に大きな違いがあることを示している。この研究では血圧の変化の程度が大きい人を食塩感受性，小さい人を食塩非感受性と分けているが，両者ははっきり2群に分かれるというものではない。また，感受性・非感受性それぞれのなかでも個人差が大きいことがわかる。

　食塩摂取による血圧上昇の程度が異なるのは，過剰に摂取した食塩を尿中に排泄する能力の大きさに依存する。腎機能低下者や高齢者は食塩感受性となりやすい。また，肥満，メタボリックシンドローム，糖尿病の人たちも食塩感受性であること

が知られている。

　このため，腎機能低下者や高齢者，肥満，メタボリックシンドローム，糖尿病の人では特に減塩を意識することが必要である。逆に，こうした人の高血圧では，減塩により大きな降圧効果を期待できるといえる。

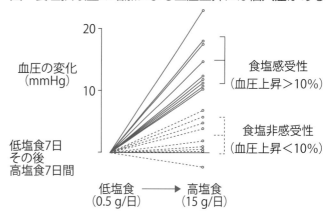

図　食塩摂取量の増加による血圧上昇には個人差がある

（Fujita T, et al. Am J Med 69：334, 1980）

9章-8　食塩摂取量の評価

　食塩摂取量に個人差があり，減塩による降圧効果に差があることを考えると，個人個人の食塩摂取を把握しつつ減塩指導ができることが望ましい。高血圧治療ガイドライン2019でも「減塩指導に際しては個人の食塩摂取量を評価することが重要である」としている。

　食塩摂取量を把握することができることのメリットは多い。たとえば，すでに厳しい食塩制限を実行している人にさらなる減塩を求めることは無理であり，そうした人には食事については今の食事でよいとして，他の生活習慣の修正や降圧薬の変更・増量などで血圧を下げる努力をすることが効果的である。また，逆に食塩摂取量が多い人では強く減塩を求めることで大きな降圧を得ることが期待できる。また，摂取している食塩量を知ることによって本人が「減塩の必要性を自覚し，減塩に取り組む」きっかけとなることも少なくない。減塩の仕方を考えるうえでも，「現在の摂取量の半分くらい」とか，「20％程度減らす」とか，「みそ汁を一杯分減らす」など，具体的なイメージを与えることができる点で有用である。さらに，減塩指導をした後に食塩摂取量を再評価することで，減塩ができているかどうか評価することができる点でも有用である。

　高血圧治療ガイドライン2019では，食塩摂取量評価

法について表のように紹介している。

　これらの食塩摂取量評価法のなかでは，24時間蓄尿によるナトリウム排泄量測定による方法が最も正確であるとされるが，高血圧専門施設や腎臓内科で行われているにすぎない。

　一般医療施設での評価法としては，随時尿を用いて1日の食塩摂取量を推定する方法(Kawasaki T, et al. Clin Exp Pharmacol Physiol 20：7, 1993, Tanaka T, et al. J Hum Hypertens 16：97, 2002など)と，食事摂取頻度調査法(土橋卓也，他．血圧20：1239，2013，小田巻眞理，他．日病態栄会誌20：149，2017など)とがある。それぞれに利点と弱点があることに注意して利用する必要がある。

随時尿の尿中Naから推定する方法(Tanakaらの式による)

　随時尿のナトリウム(Na)とクレアチニン(Cr)の濃度比から24時間食塩摂取量を推定する方法で，1回の採尿で食塩摂取量を推定する簡便な方法である。

　随時尿から推測した推定値と24時間蓄尿による推定値の関係を示した図1をみると，両者には良い関係があることがわかる。しかし，一人一人について(図の一つ一つの点で示される)その関係をみると，随時尿から推測する推定値と24時間蓄尿による推定値との間には大きな幅があることがわかる。たとえば24時間蓄尿で1日12gの食塩摂取量と推定される場合でも，随時尿からの推定値では6〜18gと推定される。

　多数例について測定し，その集団の食塩摂取量の平均を推定する場合には有効であるが，一人一人の食塩摂取量の推定法としては誤差が大きいことを理解しておく必要がある。

表　食塩摂取量評価法

実施者	評価法	位置づけ
高血圧専門施設	24時間蓄尿によるナトリウム排泄量測定 管理栄養士による秤量あるいは24時間思い出し食事調査	信頼性は高く望ましい方法であるが，煩雑である 患者の協力や施設の能力があれば推奨される
一般医療施設	随時尿*，起床後第2尿でのナトリウム，クレアチニン測定 食事摂取頻度調査，食事歴法	24時間蓄尿に比し，信頼性はやや低いが，簡便であり，実際的な評価法として推奨される
患者本人	早朝尿(夜間尿)での計算式を内蔵した電子式食塩センサーによる推定	信頼性は低いが，簡便で患者本人が測定できることから推奨される

*随時尿を用いた24時間尿ナトリウム排泄量の推定式：
　24時間尿ナトリウム排泄量(mEq/日)＝21.98×(随時尿ナトリウム(mEq/L)÷随時尿クレアチニン(mg/dL)÷10×24時間尿クレアチニン排泄量予測値)$^{0.392}$
　24時間尿クレアチニン排泄量予測値(mg/日)＝体重(kg)×14.89＋身長(cm)×16.14－年齢×2.043－2244.45
(日本高血圧学会高血圧治療ガイドライン作成委員会：高血圧治療ガイドライン2019, ライフサイエンス出版, p65表4-2, 2019)

図1　食塩摂取量推定値―随時尿法と24時間蓄尿法の比較―

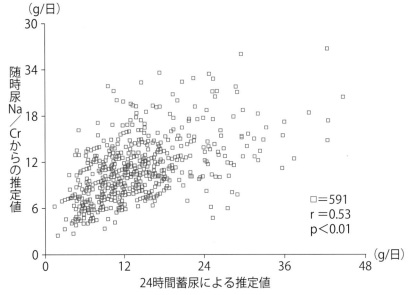

(g/日)

随時尿Na／Crからの推定値

□＝591
r＝0.53
p＜0.01

24時間蓄尿による推定値

(Tanaka T, et al. J Hum Hypertens 16：97, 2002)

「塩分チェックシート（図2）」からの食塩摂取量推定

摂取する頻度が高く食塩含有量が多い食品について，その摂取頻度を調べることで食塩摂取量を推定する方法である。簡便に食塩摂取量の多寡を推定できる点で有用であるうえ，どの食品から多く食塩を摂っているかがわかる点で有用である。しかし，個人個人の食塩摂取量を正確に推定するには，随時尿から推定する方法と同じく誤差が大きいことに注意する必要がある。

図2 食塩摂取の簡便な評価として用いられる塩分チェックシート

あなたの塩分チェックシート　　　　　　　No _____

当てはまるものに○をつけ，最後に合計点を計算してください　_____年_____月_____日　年齢_____歳　性別　男　女

		3点	2点	1点	0点
これらの食品を食べる頻度	みそ汁，スープなど	1日2杯以上	1日1杯くらい	2〜3回/週	あまり食べない
	つけ物，梅干しなど	1日2回以上	1日1回くらい	2〜3回/週	あまり食べない
	ちくわ，かまぼこなどの練り製品		よく食べる	2〜3回/週	あまり食べない
	あじの開き，みりん干し，塩鮭など		よく食べる	2〜3回/週	あまり食べない
	ハムやソーセージ		よく食べる	2〜3回/週	あまり食べない
	うどん，ラーメンなどの麺類	ほぼ毎日	2〜3回/週	1回/週以下	食べない
	せんべい，おかき，ポテトチップスなど		よく食べる	2〜3回/週	あまり食べない
しょうゆやソースなどをかける頻度は？		よくかける（ほぼ毎食）	毎日1回はかける	時々かける	ほとんどかけない
うどん，ラーメンなどの汁を飲みますか？		全て飲む	半分くらい飲む	少し飲む	ほとんど飲まない
昼食で外食やコンビニ弁当などを利用しますか？		ほぼ毎日	3回/週くらい	1回/週くらい	利用しない
夕食で外食やお総菜などを利用しますか？		ほぼ毎日	3回/週くらい	1回/週くらい	利用しない
家庭の味付けは外食と比べていかがですか？		濃い	同じ		薄い
食事の量は多いと思いますか？		人より多め		普通	人より少なめ
○をつけた個数		3点×　個	2点×　個	1点×　個	0点×　個
小計		点	点	点	点
合計点					0点

チェック	合計点	評価
	0〜8	食塩はあまりとっていないと考えられます。引き続き減塩をしましょう。
	9〜13	食塩摂取量は平均的と考えられます。減塩に向けてもう少し頑張りましょう。
	14〜19	食塩摂取量は多めと考えられます。食生活のなかで減塩の工夫が必要です。
	20以上	食塩摂取量はかなり多いと考えられます。基本的な食生活の見直しが必要です。

（土橋卓也，増田香織，鬼木秀幸，他：高血圧患者における簡易食事調査票「塩分チェックシート」の妥当性についての検討．血圧20：1239–1243，2013）

9章-9　減塩を成功させるために知っておきたいこと

食塩は食べ物の美味しさを引き立たせるうえで重要な調味料である。また，塩漬けにすることにより，比較的短い期間で腐ってしまう野菜，魚，肉なども長期間保存できる。これらの理由で食塩はわれわれの食生活に深くかかわっており減塩を行うことは容易ではない。減塩を成功させるには，いくつかの基本的なことを理解したうえで取り組むことが重要である。

1.　減塩のために理解しておきたい基本的なこと

1）1日に摂取する食塩の量は，それぞれの食品に含まれている「食塩の濃さ」と「量」で決まる。「食品の食塩の濃さを薄くする」か，「食塩を多く含む食品の量を減らす(極端な場合は食べない)」ことのどちらか，または両方を行えば減塩ができる。

2）減塩をしながらも，必要な栄養を摂取することが必要である。食塩を多く含む食べ物を減らす場合，食塩を少ししか含まない食べ物で必要な栄養を取る必要がある。

3）われわれの食べるものは数多くあるが，「食塩摂取が多くなりがちな食品」の種類は限られており，それらの摂取に注意することが減塩を行ううえで重要である。

4）食事は楽しみの一つであり，減塩しながら美味しく食べるようにすることが減塩を長続きさせるために必要である。そのためのアイデアやヒントが多く提案されているので，それを利用する。

2.　食塩摂取が多くなりがちな食品

1）汁物(塩分の濃度が比較的濃く，量も多くなりがちとなる)：みそ汁，スープ，麺類の汁など

2）味付けに使用する煮汁，かけ汁などが食品に染み込むもの：丼物，野菜の煮しめ，おでんなどの鍋物，味付けご飯，寿司など

3）食塩を使うことで長期保存を可能にしているもの：漬物，干物，ハム・ソーセージ・ちくわ・蒲鉾，レトルト食品など

4）日本人の食べ慣れた味に調理されているもの：外食，総菜，コンビニ弁当，(ソースなどの調味料を多くかける習慣)

9章-10　減塩を行うためのヒント

減塩を行うためのヒントが厚生労働省(表)，その他多くの人たちから提案されており，それらを利用することも減塩指導では有効である。

表　厚生労働省「塩分を控えるための12ヶ条」

1. 薄味に慣れる	調味料の味になるべく頼らない。塩分計などを用いて，自分の味を確認するのもよい。
2. 漬け物・汁物の量に気をつけて	漬け物や汁物は食べる回数と量を減らし，麺類を食べるときは，汁は残すようにする。
3. 効果的に塩味を	献立にはいろいろな味付けを利用し，塩は食品の表面にさっとふりかける。
4. 「かけて食べる」より「つけて食べる」	しょうゆやソースなどは，かけて食べるより，つけて食べる。
5. 酸味を上手に使う	レモン，すだち，かぼすなどの柑橘類や酢など酸味を上手に使う。
6. 香辛料をふんだんに	とうがらしやコショウ，カレー粉などの香辛料は塩分調節の強い味方となる。
7. 香りを利用して	ゆず，しそ，みょうが，ハーブなどの香りのある野菜，海苔，かつおなどを加える。
8. 香ばしさも味方です	焼き物にする，炒った胡麻やくるみなどで和えるなど，調理に利用する。
9. 油の味を利用して	揚げ物，油炒めなど，油の味を利用して食べる。胡麻油やオリーブオイルなど。
10. 酒の肴に注意	酒の肴に合う料理は意外に塩分が多く含まれていますので，少量にする。
11. 練り製品・加工食品には気をつけて	かまぼこ，薩摩揚げなど魚の練り製品や，ハムやベーコンなどの肉の加工食品。
12. 食べすぎないように	せっかくの薄味の料理でも，たくさん食べれば塩分の量もカロリーも多くなる。

減塩のヒント

　　自主研の管理栄養士からは食材の選び方，食べ方，調理の仕方の3点からの減塩のヒント，食塩量の目安の付け方が提案されている。

何から始めたらいいのかわからない人も，
減塩食は美味しくないと思っている人も…

減塩のヒント

選・選ぶことで減塩できます
食・食べ方を変えることで減塩できます
調・調理の仕方を変えることで減塩できます

①塩分量を知る　　選

普段食べている食品や調味料に塩分がどれだけ含まれているかを知ることは，減塩のための第一歩です。

②減塩食品の活用　　選

調味料や加工品，菓子類などさまざまな分野で減塩食品は開発されています。味も従来品と変わらず美味しくいただけます。無理なく減塩するためにおすすめです。減塩だからといっていつもの量以上に使わないようにしましょう。

③ごはん食のすすめ　　選

白米の塩分は0gです。パンや麺類には食塩が含まれています。

白米	0 g
食パン（6枚切）	0.8 g
干しうどん	1.2 g
（1束　茹で）	

④汁物や麺類の汁は残す　　食

みそ汁などは1杯あたり1〜2g，
うどんやラーメンの汁には3〜6gの塩分が含まれています。

⑤野菜摂取で食塩を排泄　　食

（注）腎疾患をお持ちの方は主治医にご相談ください。
野菜や果物，海藻に多く含まれるカリウムは，ナトリウム（塩分）の排泄を促します。食事には必ず野菜料理を加え，カリウム摂取を心がけましょう。

⑥食べる量を減らす〜減量も必要な方におすすめ〜　　食

食べる量を減らせば，その分摂取する塩分も一緒に減らすことができます。

⑦調味料は食材の表面につける　　食調

肉や魚を焼くとき → 焼き目をつけてから，塩を振る
お浸し → 味付けは食べる直前に！食材から水分が出て，味が薄まるのを防ぐ，ドレッシングやしょうゆ→かけるのではなく付けながら食べることでかけすぎを防止
★調味料を食材の表面につけることで，舌に直接塩味を感じやすくなります。

⑧汁物は具だくさんにする　　調

野菜を多く入れることで野菜からうまみが出て，塩分を控えることができるだけでなく，汁の量を減らすことができます。
★汁物は1日1杯にしましょう。

⑨香辛料や酸味，香味野菜を使う　　調

塩分の含まれていないコショウや唐辛子，カレー粉など香辛料で風味を加える，酢やレモン，かぼす，生姜やごまなどを使うと味にメリハリがつきます。

⑩だしの活用　　調

だしを効かせるとうま味の効果で，薄味でも美味しく食べることができます。ただし顆粒だしは注意が必要です。

天然だし	食塩相当量 （150 mL使用）	市販顆粒だし	食塩相当量 （1 g使用）
かつおだし	0.15 g	無塩顆粒和風だし	0.05 g
煮干だし	0.15 g	減塩顆粒和風だし	0.17 g
かつお昆布だし	0.15 g	顆粒和風だし	0.40 g

　減塩の基本は薄味に慣れることですが…手始めに0.1gでも塩分を減らすところから始めてみませんか。

9章-11　体調不良の日（シックデイ）の減塩

　嘔吐や下痢，大量の発汗などがないとき，身体から食塩が失われる経路は尿中への喪失のみである。われわれの身体は食塩の摂取量に応じて，尿中食塩排泄量を調節する仕組みをもっている。そのため，健康な人では食塩摂取をほぼゼロにしても1日の尿中食塩量をほぼゼロに減らすことで身体の中の塩分量を保つことができる。そのため極端な減塩食にしても脱水（体内食塩水の減少）になることはない。

　しかし腎臓の機能が悪くなると，食塩摂取量が減少したときに尿中に失われる食塩を減らす能力も低下するため，食塩摂取量が少なくなったときに摂取量よりも尿中食塩喪失量が多くなることがおこりうる。その結果，体内の食塩が欠乏する（脱水となる）ことになり血圧の低下，腎機能の悪化などをきたす。

　腎機能がそれほど落ちていなくても，利尿薬服用中の患者では同様のことがおこる。すなわち，食塩摂取量が減少したときにも，利尿薬が働いて尿中への食塩排泄が増加したままとなるので脱水となる。

　また，腎臓が正常に働いていても，下痢や嘔吐によって食塩が消化管から失われる状態や，発汗量が極端に多くなった状態では，尿中への食塩排泄を減らすだけでは体内の食塩を維持することができなくなる。

　このように，腎機能が低下している人や利尿薬服用中の人が極端な減塩を行うと脱水になる可能性がある。また，極端な減塩を行っているときに嘔吐や下痢が続いても脱水になる危険がある（エビデンスに基づくCKD診療ガイドライン2018で3g/日未満になるような極端な減塩を避けることを勧めているのはCKDの患者では腎機能が低下していることが多いからである）。

　以上のような事情から，通常では脱水の危険を伴わないレベルの減塩をしている人でも，食事摂取ができない日が続いたり，嘔吐・下痢などで消化管からの食塩喪失が続く場合には，脱水にならないよう食塩摂取量を普段より増やす必要が出てくる。

　食思不振や下痢，嘔吐など体調不良が生じたとき（シックデイ）に，脱水にならないよう気をつける点をまとめると以下のようになる。

1) 高齢者，eGFR＜60，利尿薬服用などの人は，脱水になる危険があるので，日頃から極端な減塩（1日3g未満の低塩食）は避ける。

2) 食事摂取量が減少したときや下痢・嘔吐・発熱・多量発汗が生じたときは，脱水になる危険があるので，それらの症状がある期間は食塩摂取量を意識的に増やす（食事摂取量が減ると思われるので，食塩濃度の高い食べ物を食べるように努力する）。

3) 脱水になると，血圧の低下，体重の減少（体内にある食塩が9g減少すると体重が1kg減る），などがおこるので，定期的に血圧測定，体重測定をしておき，血圧や体重の変化に注意を払う。

4) 食事摂取量が減少したときや下痢・嘔吐・発熱・多量発汗が生じたときに，利尿薬や降圧薬を中止することが必要になる場合がある。これらの薬を飲んでいる人は，主治医に連絡して指示を仰ぐ必要がある。下痢・嘔吐・発熱・食欲低下をおこしやすい人では，そうしたときの内服薬の調整についてかかりつけ医に前もって相談しておくことが望ましい（**13章-4**）。

9章-12　カリウム摂取と血圧

　高血圧治療ガイドライン2019には「カリウムはナトリウムの血圧上昇に対して拮抗的に作用することから，野菜・果物などカリウムを多く含む食物の摂取により降圧効果が期待できる」と記載されている。また，「日本人（20歳以上）のカリウム摂取量については，平成29年の国民栄養調査で男性2,382mg，女性2,256mgと報告されている。厚生労働省の「日本人の食事摂取基準2015年版」では目標値を3,000mg以上と提唱していることから，さらに積極的な摂取が推奨される」としている。

　したがって高血圧患者は野菜・果物などによってカリウムを多めに摂ることが望ましい。

　ただし，肥満者や糖尿病患者がカリウム摂取目的で果物を摂取する場合には，エネルギー摂取量が増加する危険があることに注意する必要がある。また，慢性腎臓病患者では高カリウム血症を生じる危険があるので，かかりつけ医と相談しながらカリウム摂取を増やすかどうか決める必要がある。腎機能が低下している場合には，カリウム摂取を増加させないようにするのが望ましい場合が多い。

しょうゆやだしの素などの調味料，パン・カレーなどのレトルト食品・カップ麺・漬物・練り製品(かまぼこなど)・菓子類などの加工食品について，減塩食品が店頭に並び消費者が選択できるようにすることで国民レベルでの減塩を進めることが可能になる。

高血圧学会減塩委員会は減塩食品の普及を期待し，「日本高血圧学会減塩食品リスト」をホームページに公表している(https://www.jpnsh.jp/data/salt_foodlist.pdf)。リストへの掲載を希望する食品を公募し，対照品や通常品と比べて，食塩相当量を20%以上減じたものであること，同等もしくは同等以上の美味しさであること，など厳しい条件で審査(https://www.jpnsh.jp/data/salt_f03.pdf)している。2013年に開始されたこのリストに掲載された企業数・品目数は2013年17社55品目から2019年33社201品目に増加し，売り上げ高も2.6倍に増加しており，食品メーカーの取り組みが増加していることがわかる。減塩食品の普及拡大は，より容易な減塩の実行につながり，今後の拡大が期待される。

特別寄稿2　減塩食品情報(1)—減塩食品の現状

野村コレクション(注1)によれば，減塩食品(注2)は2019年7月時点で1,302種類が小売店の店頭に並んだ実績があり，食品表示法の施行された2015年以降に顕著に増加している(図)。また調味料や加工食品を54種類に分類するとほぼすべての分野に存在しており，漬物・魚介加工品・即席みそ汁の分野がとりわけ多い(表1)。このなかには日本高血圧学会減塩委員会の紹介する「JSH減塩食品リスト」掲載品が253種類(累積掲載数)含まれている。2018年度の掲載数は209種類で，このデータをもとに減塩食品の現状を考察すると，減塩率は調味料・加工食品ともに約30%で，加工食品では100 gあたりの食塩相当量の平均値が2.6%となっており，通常品(対照品)と比べると1.8 gの低減ができる(表2)。

(野村　善博)

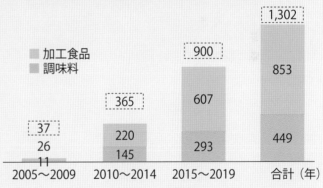

図　減塩食品の収集数推移(2019年7月現在)

(注)リニューアル品や量目違い品は収集数にはカウントしていない。

(注1) 減塩食品の開発を2005年頃から手掛けた筆者が全国19都道府県の都市部にある小売店の店頭から15年間にわたり収集した減塩食品のパッケージコレクション。

(注2) 減塩食品とは「法律上の加工食品の分類において同種同類の対照(比較対象)となる食品より，ナトリウム(以下，Na)を低減させた食品」のことで，Naの含有量が少ない(「減塩」「塩分控えめ」など)やNaを含まない(「無塩」「塩分ゼロ」など)といった表示をするには，食品表示法に基づく食品表示基準の規定(表3)に従わなければならない。さらに栄養成分の表示欄では食塩相当量(Na値×2.54)として少なくとも小数第1位のグラム単位で表示し，Na値は指定された分析方法による「分析値」に基づかなければならない。

表1 減塩食品の分類と収集数（2019年7月現在）

大分類	中分類	小分類	細分類	合計
調味料	基礎調味料	塩類	加工塩 13 / 浅漬けの素 25 / ふりかけ 14	52
		だしの素	コンソメ・ブイヨン 22 / ガラスープ 6 / 炒飯の素 3	33
		しょうゆ	しょうゆ 74	74
		しょうゆ加工品	しょうゆタイプ / だししょうゆ・つゆの素 20 / ポン酢しょうゆ 57 / 鍋つゆ 13	96
		みそ	みそ 60 / だし入りみそ 23	83
		その他	炊き込みご飯の素 8 / 中華合わせ調味料 5 / お茶漬け・ぞうすいの素 6 / ラーメンスープ 2	21
		その他	加工酢 5 / バター・マーガリン 4 / その他（麹・和え物・唐揚粉他）4 / カレールー 3	16
	たれ・ソース類	たれ・ソース類	たれ 9 / ケチャップ 23 / ソース 21 / ドレッシング 25	78
	農産物系（素材型）		漬物 123 / 缶詰・瓶詰・袋詰 15 / 納豆 7	145
	畜産物系（素材型）		ハム・ベーコン類 34 / ソーセージ類 14 / ビーフ・チキン類 3 / 乳製品 4	55
	海産物系（素材型）		海藻類 62 / 魚介加工品 155 / 水産練り製品 61	278
加工食品		即席みそ汁	小袋包装 119 / カップ包装 17	136
		即席スープ	小袋包装 25 / カップ包装 0 / レトルト包装 2	27
		麺類	乾麺（袋麺）53 / 即席カップ麺 24 / 生麺 10 / ミックス粉 27	109
		その他	おでん 3 / レトルト食品 1 / 惣菜 1 / 高野豆腐 5 / 大豆加工品 7 / パン類 7	41
菓子		菓子	スナック 21 / 米菓 17	38
			2005〜2019合計	1,302

（注）本分類における「調味料」とはそのまま食べないもの。「加工食品」とは調味料以外のもので、食品表示基準における3区分である「生鮮食品、加工食品、添加物」の加工食品とは異なる定義

表2 JSH減塩食品リスト掲載品の調味料・加工食品別の食塩相当量と減塩率（2018年度、単純平均）

	製品数	構成比	食塩相当量（100gあたり） 減塩品	対照品	減塩率 理論値	表示値
調味料	61	29%	10.2 g	16.7 g	36.9%	31.5%
加工食品	148	71%	2.6 g	4.4 g	41.8%	30.5%
合 計	209	100%	4.8 g	8.0 g	40.3%	30.8%

表3 食品表示基準の規定（Naの強調表示を抜粋）

【絶対表示】
・含まない旨の表示（「無塩」など）：食品100gあたりのNa量は5mg未満
・低い旨の表示（「低塩」など）：食品100gあたりのNa量は120mg未満

【相対表示】
・低減された旨の表示（「減塩」など）：以下の絶対差と相対差を満たすこと
・絶対差：比較対象品に対してNa低減量が100gあたり120mg以上
・相対差：比較対象品に対してNa低減率が25%以上（しょうゆ20%以上、みそ15%以上）

　減塩食品の市場規模は定かではないが，日本高血圧学会減塩委員会が「JSH減塩食品リスト」に掲載された製品の販売状況を取りまとめた資料をホームページで公開している。それによると2018年度は32社209品種がリストに掲載され，売上高は364億円(図1)，相対的減塩量(注1)は913t(図2)と漸増傾向で推移している。「JSH減塩食品リスト」は製品の表示に関する審査と美味しさを条件とした官能審査が行われているが，一般的に減塩食品は美味しくないイメージが定着しており敬遠されがちである。このイメージを克服するためには，まずは美味しいことが容易に理解できる米菓やおつまみ類の試食機会を増大させるとよい。また減塩に大きく貢献する調味料では適切な選択と適切な使い方が必要である。たとえば煮物に使用するしょうゆなら通常しょうゆと減塩しょうゆを併用するほうが美味しく仕上がる可能性は高い。しかし減塩食品は全国のどの市町村でも手軽に購入できるような状況には至っていない。美味しい減塩食品を住民が購入できるようにするには，官民一体となった食環境整備が必要である。特に小売業連携においては，スーパーに嘆願するだけでなく，コンビニやドラッグストアでの展開を期待するだけでなく，サザエさんに出てくるような地元の「三河屋さん」を探して連携することも重要である。なかでも"酒店"はおつまみもしょうゆをはじめとした調味料も取り扱いができる可能性は高い。また道の駅や庁舎の売店も見逃せない場所である。

(野村 善博)

(注1) 相対的減塩量とは，減塩品と対照品の食塩相当量の差に，当該期の販売数量を乗じて算出された数量

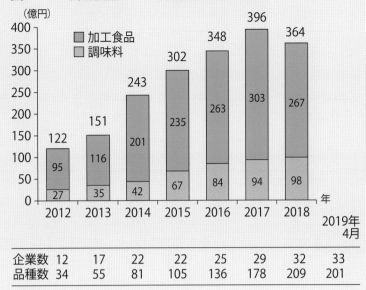

図1　JSH減塩食品リスト掲載品の売上高推移

	2012	2013	2014	2015	2016	2017	2018	2019年4月
企業数	12	17	22	22	25	29	32	33
品種数	34	55	81	105	136	178	209	201

(日本高血圧学会減塩委員会ホームページ(http://www.jpnsh.jp/com_salt.com)(2019年7月現在)より)

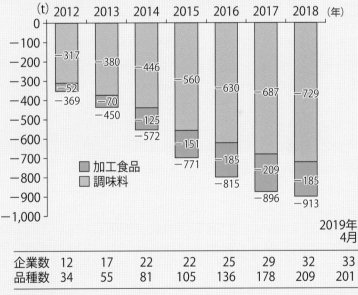

図2　JSH減塩食品リスト掲載品の相対的減塩量

	2012	2013	2014	2015	2016	2017	2018	2019年4月
企業数	12	17	22	22	25	29	32	33
品種数	34	55	81	105	136	178	209	201

(日本高血圧学会減塩委員会ホームページ(http://www.jpnsh.jp/com_salt.com)(2019年7月現在)より)

Q&A 9-1 　「減塩をしたいがどうしたらよいかわからない」という人にどう対応するか？

　減塩の仕方を初歩から勉強してもらう，本人にベストの減塩の仕方を学んでもらうためには，管理栄養士による減塩指導を受けてもらうよう手配をすることがベストである。

　管理栄養士による食事指導を受けることが難しいケースでは，以下の手順で減塩を試みることも可能である。
1）最初に，9章-9を参考に，減塩のため気をつけるポイントを理解してもらう。
2）指導を受ける人の食事から「食塩摂取が多くなりがちな食品」を抜き出し，食べる頻度を確認する（「食塩摂取が多くなりがちな食品」をよく食べている人

は，それらの食品からの食塩摂取量を減らすことができれば効果的な減塩につながる可能性が高い）。
3）「食塩摂取が多くなりがちな食品」について減塩を行うには，その食品を食べる量と頻度を減らすことと，減塩できる食べ方を理解してもらう。食塩の多い食品の食べる量と頻度を減らすことができれば，その分確実に減塩につながる。また，減塩の食べ方としては，麺類のつゆを残す，丼物は避けご飯と具材を分けて（天丼ではなく天婦羅とご飯にする），丼物のかけ汁を減らす，鍋料理は食塩を多く含む鍋汁が具材に浸み込むのを避けるなどがある。

Q&A 9-2 　自分で料理をしない人に，どのような減塩のアドバイスをするか？

　家庭内での料理を担う人が別の人である場合や，外食や中食の機会が多い人も少なくない。

　自分で料理しなくても食べる人自身が，減塩が必要な理由，どうすれば減塩ができるかを理解すれば，減塩できる確率が高くなるだけでなく，食べられる食品の幅が広がる。

　どうすれば減塩できるかについては，①摂取する食塩の量は食べ物の塩分の濃さと食べる量を掛け合わせた量になること，②食塩を多く摂ってしまいがちになる食品があることなど，減塩の基本（9章-9）を理解してもらうことが重要である。

　減塩を気にして作られた食事のなかにも，味の濃いものと薄いものが混在していることがある。そうすることで味のメリハリができ，薄味でも美味しく食べられるための工夫となっていることが多い。そのなかで何を食べるかは，食べる人の選択となる。食塩を多く摂ってしまいがちになる食品の種類（9章-9）について，およそのことを知っておくと，食品の選択に有用である。

　家族が一緒の食卓で食事する場合も，減塩が必要な人が食塩の比較的少ないものを多く選択し，濃い味の

ものを少なく選択することができれば，調理する人も味の濃いものも食卓に載せることが可能になる。

　外食や中食の機会が多い人にとっても，同じことがいえる。食塩を多く摂ってしまいがちになる食品を知ることは，減塩メニュー選択に有用である。さらに本人が外食時に食べる頻度が高い食品については減塩の仕方（麺類のつゆは飲まない，ソースなどの調味料は少なめにする，漬物・汁は全部は食べない）を知っておくことでメニュー選択の範囲が広がる。

　現在はチェーン店などを中心にメニュー表やホームページなどで，提供するメニューが含む塩分を明記している店も多い。そういった情報も参考にできることなど，外食でも本人が努力できる部分が多いことを理解してもらうことが大切であろう。

　どうしても食塩摂取量が多くなってしまう食事の機会に遭遇することもおこりうる。また，食べた後に食塩摂取が過剰になったことに気づく場合もあるであろう。そうした場合には，1日量のトータルとして，もしくは2日分の食塩摂取量として減塩ができるよう，残りの機会の食事の減塩に特に留意するよう指導することも大切である。

Q&A 9-3 　「減塩食では美味しくない」という人にできるアドバイスは？

　食塩の多い食品を長く摂っていると，塩味に対して鈍感となり減塩食を美味しくないと感じることがある。一方，入院して2〜3週間も減塩食を食べた後は，退院後の自宅の食塩の濃さを強く感じる人も少なくない。これは，普段食べているものの食塩の濃さに対する慣れが生じ，その慣れた味を中心に薄いか濃いかを判断するようになるからである。

　味覚に慣れのあることを理解してもらい，2週間から1か月，薄い味に慣れるよう頑張ってもらうことが大切である。また，2〜4週間ごとに段階的に薄味に移行していくことも1つの方法である。高齢者では急に薄い味にすると食欲が低下してしまうことがあるので段階的減塩が望ましい。

　また，食品ごとに塩味のメリハリをつけることで，

少ない食塩でも減塩を感じさせない工夫，食塩以外で味の変化を付けることで美味しく食べる工夫も紹介したい（9章-10）。

摂取する食塩の量は，食塩の濃さと食べる量の両方で決まる。すべての食品を薄味にすると考えるのではなく，食塩を多く摂取してしまうことになる食品について量を減らしながらも摂取できるようにするなどの工夫をすることで，薄味感を減らすことができる可能性はある。

家庭の食塩摂取量は家族全員の血圧に悪影響を及ぼすことから，家族全員が薄味に慣れるよう，家族の料理を担当している人に理解してもらうことが大切である。

Q&A 9-4 「減塩をすると元気がなくなる」という人にどう対応するか？

まずは本当に元気がなくなったのかを確認したい。減塩で元気がなくなるとしたら，脱水になり体重が減少し，血圧が下がっていると考えられるので，元気がなくなったときにそうしたことがあったかどうか確認する。もし減塩食で本当に元気がなくなったとしたら，強い塩分制限を急に行ったことによって食欲が落ちた，もしくは食塩制限が強すぎた，大量の汗や下痢，嘔吐によって腎臓以外から食塩が大量に喪失する状態にあったなどによって脱水になったことが考えられる。かかりつけ医による減塩の必要性の再検討，管理栄養士による食事内容のチェック，シックデイの対応（9章-11）の再確認などが必要である。

高齢者では，極端な減塩を行う人もあり，減塩により食欲が極端に低下することで脱水になることも少なくない。食塩に対する味覚は慣れがあるので，徐々に減塩を行うことで食事摂取量に注意しつつ減塩を行うことが大切である。

減塩をしているときに，下痢や嘔吐などがおこると脱水になる可能性がある。そうしたことがおこった場合やなんらかの原因で食事摂取が減少したときには，脱水を避けるため減塩を緩め，味の濃いものを摂取することが必要である（9章-11）。

Q&A 9-5 何日くらい減塩すると血圧が下がってくるか？

何日くらい減塩すると血圧が下がってくるかは，減塩の程度や食塩感受性によっても差がある。

高血圧治療ガイドライン2019では，低・中等リスクの患者では，「まず生活習慣の修正を行い，目標の血圧に達しなければ降圧薬を使用する」としており，生活習慣の修正で降圧が得られるかどうかの判断をおおむね1か月後に再評価するとしている（7章-5 図）。すなわち，生活習慣を変えたことによる効果を判断するのに1か月は待つことを勧めている。

一方，9章-7では，低塩食から高塩食に変えて7日目には血圧が変化していることが示されており，大きく食塩摂取量を減らすと1週間くらいで効果が現れることが期待できると示されている。

したがって早ければ1週間でも減塩による降圧がみられる場合もあるが，効果がみられ始めるまでに1か月くらいかかることもあると理解しておくことが適当であろう。

Q&A 9-6 減塩している人に熱中症予防のために食塩摂取を勧めるか？

「高血圧治療のためには減塩が指導されるが，一方で熱中症予防のために食塩摂取が勧められている。どう指導したらよいか」という質問はよく聞かれる。一見，矛盾していることを求められているようにみえる。

熱中症は，体温が上昇して全身の細胞の機能が障害される状態である。体温の上昇には気温や室温の上昇が最も大きく関係する。さらに，気温や室温の上昇があるときに身体の調節作用（水分を蒸発させることで体温の上昇を防ぐ）が障害されると熱中症になりやすくなる。身体からの水分蒸発による調節作用が障害されるのは，周辺の湿度が高いときと身体の中の水分（食塩を含む）が減少（脱水）しているときなどである。

したがって，これらを防ぎ熱中症にならないためには，炎天下での運動，作業を控える，冷房や扇風機を使って室内の温度を下げる，扇風機を使って身体の近くの温度と湿度を下げるなどが最も重要である。そのうえで，脱水を防ぐ目的で水分と塩分を摂取することが推奨されている。

高血圧の人にとって，塩分制限は重要である。そのことを考えると，「高血圧治療のための減塩と熱中症予防のための食塩摂取とどちらをしたらよいか」を迷う前に，炎天下の作業を避ける，室内温度の上昇や，湿度の増加を防ぐといった対策で熱中症を避けることこそが，より大切であることを指導する必要がある。

一方，脱水症予防に推奨されている飲み物の食塩含有量は1 Lあたり食塩1〜3 g程度であることを考えると，減塩食を高塩食に変えるほどの変化ではなく，減塩の程度を緩める程度でしかない。暑い日に外出が必要であったり，暑さのために食事摂取量が減り気味である場合に，一般に推奨されている熱中症予防のための食塩摂取の努力をしたとしても，それが血圧に大きく影響すると考えることはない（因みに，塩飴の塩分含有量は，1粒あたり0.05〜0.1 g，10粒で0.5〜1 g相当である）。

逆に，高温で発汗が多量になったり，食事摂取量が著しく減少しているときにはシックデイと考え，味を濃いものにするなり，食事とは別に食塩を摂るようにして，全体としての食塩摂取量が変わらない（減らない）ように努力することは必要である（9章-11）。

私の工夫

薬の効果は一代限り，減塩の効果は末代まで

　　家族，特に子どもやお孫さんと一緒に暮らしている方にお話しするときの内容です。薬はその本人にしか効果がありません。しかし，ご家庭でできる減塩食は，家族全員の味覚形成（食育？）に役立ち，家族全員にメリットがあることをお話しします。高血圧は遺伝的要因も大きいので，家族全体で減塩を実践しないと，次の世代でまた同じように血圧が高く治療を受けなくてはならないことになる可能性についても話します。"減塩"というより，生きていくのに"適正な塩分量"の摂取をしてもらうというイメージです。

（今澤　俊之）

減塩のパワー

　　高血圧の治療は減塩が中心にあるものの，実際には減塩ができていないまま降圧薬の服用をしている方が多いのが現状です。そんな方がなんらかの理由で入院をして減塩食を食べると，大部分の方が降圧薬を減量でき，時には複数の降圧薬を飲んでいた方がすべての降圧薬を中止しても正常血圧ということがあります。減塩によりすべての降圧薬を止められるとお約束することはできませんが，"減塩のパワー"がとても強いことをお話しすることは良いと考え，初診時にする話に取り入れています。

（今澤　俊之）

無理のない減塩をすすめるために─見えない塩を見える化する

　料理をする際に使う調味料，食卓で使う調味料，加工品に含まれる調味料，私たちの周りにはたくさんの種類の塩があります。

　しかし，食塩以外はその中にどれくらいの塩が入っているかは見えないため意識することはありません。日頃よく食べている食品の中にどれくらいの塩が入っているのかを知ることが，減塩をすすめるうえで重要です。

　食品一つ一つの食塩相当量を覚えることは困難なため，食品それぞれが調理や加工の過程でどれくらいの塩分を含むのかなど食品の特徴をつかむことを目的とした資料を使って，本人と一緒に確認をしていきます。

　「自分が食べている食塩相当量の目安を知る(1)」では，縦軸にバランス食を形成する素材が記載してあります。横軸は，最初に素材そのもの(生の状態)に含まれる塩分を確認し，その素材が主な料理となったときに含まれる食塩相当量，次に加工品となったときの食塩相当量が確認できるようになっています。

　たとえば生卵には0.4％の塩分が含まれていることをお伝えすると，多くの住民は驚かれ，その後に「何もつけないでゆで卵を食べてみたら，やっぱり味があった」や，「卵に塩分が含まれていることを知ってから，かける調味料が減った」などの変化を教えてくれます。また「塩分が多く含まれていると，長期間の保存ができるんだ。そう思って加工品を選んでみよう」などの発言も聞かれます。

　「自分が食べている食塩相当量の目安を知る(1)」で，食品の特徴の大枠をつかんでいただいたうえで，個人がよく食べる食品や使用する調味料などを，「自分が食べている食塩相当量の目安を知る(2)」で確認しながら，どんな方法で減塩をしていくのかを本人自らが決めていくことを支援します。

　食塩の過剰摂取は血圧上昇と強く関連するため，減塩は良好な血圧コントロールには欠かせません。自分自身が1日にどれくらいの食塩を摂取しているかを知ったうえで，目標量を達成するために，このような資料を使いながら，日常的に食べている食品のなかの食塩相当量を理解し，減塩の工夫を一緒に考えます。

自分が食べている食塩相当量の目安を知る(1)

	男性	女性	高血圧の方
	7.5 g未満	6.5 g未満	6 g未満

（高血圧治療ガイドライン2019・日本人の食事摂取基準2020年版）

料理

性状 塩分の%	生 0.1~1.4	0.5~	1.0~	2.0~	3.0~	5.0~	10.0~
牛乳	牛乳 0.1						
卵	生卵 0.4	茶碗蒸し 0.5	厚焼き玉子 1.1				
肉	(豚肉) 0.1		餃子 焼売 ミートボール 1.2~1.3	サーロインステーキ 1.7／ハンバーグ 焼豚 2；ベーコン ハム ウィンナー 2~2.5	プロセスチーズ 2.8	ドライソーセージ 3.6／生ハム 5	
魚	(白鮭) 0.2		缶詰 1／塩漬け、西京漬け、しめ鯖 1.5~2／開き干し	塩サバ 2.1／煮魚 2／練り製品 2~2.3	イワシの丸干し 3.8／しらすめし 4.1	たらこ、明太子 5~6／塩マス 6／イカ塩辛 7／さきイカ 7	
豆腐・大豆製品	豆腐 0		麻婆豆腐 1／いなりあげ 1.7				
野菜			お浸し 煮浸し 1／浅漬	炒め物 1~1.2／煮物 2／野沢菜漬 1.5／塩漬 酢漬 2~3	キムチ漬 3	みそ漬 福神漬 ぬか漬 4~5／高菜漬 5.8	
海藻	水戻し 0.1~1.4／0.0					味付けのり 4／とろろ昆布 5／のり佃煮 6	減塩梅 かつお梅 12／梅干し 22／塩昆布 18

加工食品・常備菜・漬物

調味料

| 食塩 100 | マヨネーズ 2 | 有塩バター 2 | ケチャップ 3 | ソース 4.8~8.5 | 白みそ 6 | 麺つゆ(2倍濃縮) 7 | カレールー 10.6 | 赤色辛みそ 12 | 濃口しょうゆ 15 | 薄口しょうゆ 16 |

主食（1食あたり食塩相当量g）

| あんまん 0.0 | おにぎり1個 0.7~2g | 食パン6枚切り1枚 0.7g | ロールパン2個 0.8g | 肉まん 0.8g | 天丼 3g | 牛丼 3.8g | カツ丼 4.3g | コーンスープ レトルト60g 1.3g | ミートソース 4.9g | 鍋焼きうどん ラーメン 6g |

（食品成分表、その他を参考に自主研栄養士作成）

自分が食べている食塩相当量の目安を知る（2）

食品そのものに含まれる

塩分含有率(%)	乳製品	魚介類	肉類	海藻類	穀類
100%					
25				カットわかめ(乾)5g 1.2g	
22					
18				塩昆布5g 0.9g	
15					
10					
9					
8		粒うに大1(25g) 2.1g			
7		コウナゴ10g(大2) 0.7g / いかの塩辛20g 1.4g		こんぶつくだ煮5g 0.4g	
6				のりのつくだ煮15g 0.9g	
5		明太子50g 2.8g / たらこ50g 2.3g / すじこ25g 1.2g		とろろこんぶ5g 0.3g	手延べそうめん1束(50g) 2.9g
4	パルメザンチーズ大1(6g) 0.2g	煮干し10g(5尾) 0.4g / しらす干し10g(大1.5) 0.4g	サラミ5枚(30g) 1.3g	味付けのり小5枚 0.2g	
3	プロセスチーズ25g 0.7g / カマンベールチーズ25g 0.5g	あじ(干)130g 1.4g / かまぼこ2切1.5cm 0.8g / いくら大1(25g) 0.6g	ロースハム1枚15g(2mm) 0.4g / ベーコン1枚(18g) 0.4g		そう麺1束(50g) 1.9g
2		塩さけ80g 1.4g / ほっけ(開き)310g 3.6g / カニかまぼこ1本(10g) 0.2g / ちくわ中30g 0.6g	ウインナー25g 0.5g		
1		ししゃも3尾(45g) 0.7g / かれい(干)210g 1.4g / さつま揚げ小判30g 0.6g / さんま蒲焼1/2缶 0.5g		焼きのり3g(小1枚) —	フランスパン80g(1切) 1.3g / 食パン6枚切1枚 0.7g
1%		ツナ缶(油漬)40g 0.4g / さんま(生)半身 0.2g			中華麺(蒸し)1袋150g 0.6g
未満		さんま(生)半身 0.1g			ごはん(精白米) 0g

（高血圧治療ガイドライン2019・日本人の食事摂取基準2020年版）

塩分含有率(%)	調味料	ご飯のとも	調理加工品	珍味・ナッツ・スナック	外食
100%	食塩小1(6g) 6g				
40	コンソメ1個(5.3g) 2.3g / 顆粒だし小1(4g) 1.3g	わかめご飯の素小1(2.5g) 1.1g	調味料を減らすポイント ①かける→小皿に取り分け、つける ②塩分を含まない酢やレモンなど調味料の活用 ③一味・コショウ・唐辛子など香辛料の活用		
30		お茶漬けの素1袋(6g) 2.2g			
22		梅干し1個13g 2.3g			
16	薄口しょうゆ 2.9g ＊記載なければ大さじ1				
15	濃口しょうゆ 2.6g / パックしょうゆ5g 0.8g				
12	淡色辛みそ 2.2g	梅干し減塩13g 1.2g			
10	減塩みそ 1.8g / カレールー20g 2.1g	のりたま小1(2.5g) 0.3g			
9	ウスターソース 1.5g				
8	減塩しょうゆ 1.4g / シチュールー20g 1.7g / 焼肉のたれ 1.4g / ポン酢 1.3g	梅干し(甘め)20g 1.1g	汁を半分残すことで3割の減塩に しょうゆラーメン7.1g→汁を半分残すだけで4.2g		
7	ノンオイルドレッシング 1.1g / 麺つゆ 1.1g			さきイカ20g 1.4g	ラーメン 7~8g
6	中濃・濃厚ソース 1.0g		カップ麺(ラーメン) 6.9g / インスタントラーメン 6.4g		
5		ぬかみそ漬けきゅうり5切(30g) 1.6g		ビーフジャーキー20g 1.0g	冷やし中華 5.5g
4		たくあん5切(30g) 1.3g		チーズ入りタラ20g 0.7g	かけうどん・かけそば 4~6g / スパゲッティ 4.5g
3	トマトケチャップ 0.5g / そうめん麺つゆ(ストレート) 75ml 2.4g	塩漬けきゅうり5切(30g) 0.8g			丼物 3~5g
2	マヨネーズ 0.3g / バター 0.2g / ミニマヨネーズ10g	白菜キムチ30g 0.7g / らっきょう甘酢漬10個(20g) 0.4g	レトルトカレー 2.5g / パスタソース 2.0g	するめ10g 0.2g / しょうゆせんべい1枚23g 0.5g / 揚げせんべい1枚6g 0.1g / 柿の種ピーナッツ入り30g 0.4g	にぎり寿司 2.5~3g / ハンバーガー 1.5~4g
1%	マーガリン8g 0.1g	みそ汁150ml 1.2~1.5g	インスタントみそ汁 2.0g / すし飯200g(握り8貫) 1.2g / インスタント減塩みそ汁 1.2g	ポテトチップスうす塩25g 0.3g / チップスター10枚 0.1g	いなり寿司1個 0.8g
未満					

ナトリウム→塩分換算する

$$\frac{\boxed{}\,mg \times 2.54}{1,000} = \boxed{}\,g$$

SUMMARY

肥満者では高血圧の頻度が高くなる（10章-1）。また，減量で降圧がみられる（10章-2, 3）。このため肥満高血圧者に対しては減量を強く勧めることが必要である。近年，20歳以上の男性では肥満者が増加しており，社会全体の高血圧対策としても肥満者の減量は重要な課題である。「BMI値が高いこと」や「体重の経時的増加」は有意な高血圧発症危険因子であることから，高血圧治療ガイドライン2019では「BMI 25 kg/m²未満を維持する」ことを推奨している（10章-3）。

肥満の成因について，肥満症診療ガイドライン2016では，不適切な食生活，過度な飲酒，身体活動の減少，短時間睡眠，喫煙と禁煙，ストレスなどの心理社会的・社会経済的要因，職業要因（労働時間の長さ，交代勤務の有無，その他）など多くの生活習慣が肥満に関係するとしている（10章-4）。減量対策の中心は食事療法と運動療法である（10章-5）。

食事療法では，エネルギー摂取量の減少，蛋白と糖質の摂取割合は蛋白を多めにする，早食いなどの食習慣の是正，節酒，などが必要となる（10章-6）。

運動療法としては，日常的な運動量の増加，不活発な座位時間の短縮，ストレス・短時間睡眠などの回避などを意識することが必要である（運動療法については，11章で記載）。

減量目標について，高血圧治療ガイドライン2019が，「4 kgの減量や，3％以上の減量で有意な降圧をきたす」とする研究結果を紹介していること，肥満症診療ガイドライン2016でも「3〜6か月で現在の体重から3％の減量をするのが妥当」としている（10章-7）ことなどを考慮し，まず，4 kgもしくは3％以上の減量が目標となる。

減量の効果が出ているかどうかは，体重の自己測定によって容易に確認できることから，住民にとって主体的に取り組みやすい課題である。また，肥満がある高血圧患者にとって，減量に努力することは，減量による降圧が期待できること以外に，減量のための食事制限が減塩につながる，減量のための運動が糖尿病や脂質異常症の発症・悪化を抑制するなど，心血管疾患の抑制につながる多くの効果を期待できる。

しかし，減量は必ずしも容易ではない（1章-4，巻末付表1）。保健指導では個々人の生活スタイルを把握したうえでの，効果的・具体的な減量方法についてのアドバイス，サポートが求められる。

10章-1　特定健診における BMI と血圧の関係

特定健診での血圧についてBMI別に高血圧の頻度を示すと，BMIが高くなるにつれ高血圧の頻度が高くなる（図）。また，年齢別でみると，BMI 25以上では高血圧の頻度が高いことは年齢によらず認められるが，特に40歳台でその傾向は顕著である。

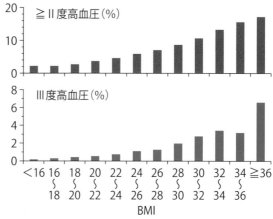

図　BMIと高血圧の頻度

（福岡県国保26年度特定健診降圧薬（－）173,422人）
（福岡県国民健康保険団体連合会事業振興課 提供）

10章-2　減量による降圧効果

　減量による降圧効果について，**8章-4**の図からは
4 kg程度の減量で収縮期血圧4〜5 mmHg程度の降
圧が得られるように読みとれるが，根拠となった論文
（Siebenhofer a et al. Cochrane Database Syst Rev
2011：CD008274）をみると，「6〜36か月かけて食事
療法により平均4 kg減量をし，平均で収縮期血圧4.5
mmHg，拡張期血圧3.2 mmHgの有意な降圧が得られ
た」となっている。メタボリックシンドロームを合併
した日本人高血圧患者に特定保健指導を行った際の減
量と降圧の関係については，図に示すような結果が報

告されている。これによると「平均年齢48.3歳，BMI
27.7 kg/m^{2}を対象とした積極的支援で3%以上体重減
少したものでは収縮期血圧4.5 mmHg，拡張期血圧3
mmHgと有意な降圧を認めた」とされており，日本人
肥満者においても，減量が降圧に有効であることを示
している。

　こうした研究結果を背景として，高血圧治療ガイド
ライン2019では，「肥満合併高血圧症例には，まず減
塩・運動および食事療法などの包括的生活習慣改善，
減量を図るべきである」としている。

図　体重減少（%）の効果（特定健診）

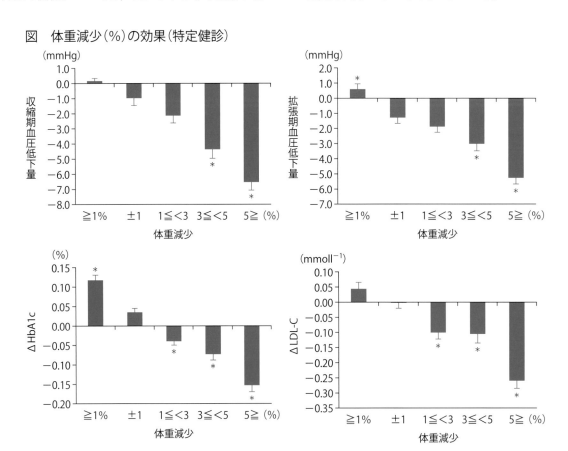

（Muramoto A, et al. Obes Res Clin Pract 8：e466, 2014）
注：LDL-Cの単位をmmol/Lからmg/dLに変換するには39を掛ければよい。体重5%以上の減少で得られるLDL-C
　　の約0.25 mmol/Lの低下は9.8 mg/dLの低下に相当する。
特定保健指導で減量指導を行った対象者において，1年後の体重減少率（%）と収縮期血圧と拡張期血圧の変化量と
の関係を示したグラフである。統計的には3%以上の体重減少をした群でのみ有意な血圧低下を認めており，日本
人で減量により降圧を期待するのであれば3%以上の減量が必要と結論付けている。体重減少はHbA1cやLDLコレ
ステロールの低下も伴っている。

10章-3　高血圧治療ガイドライン2019の肥満対策

　高血圧治療ガイドライン2019は，生活習慣の修正の
一つに，「BMI（体重{kg}/身長〔m〕^{2}）25未満を維持す
る」をあげたうえで，以下のような内容を記述してい
る。
1）平成29年の国民健康・栄養調査によると，20歳以

上の男性ではすべての年齢層で肥満者の占める割
合が25%を超えており，特に30〜60歳台までは
30%以上が肥満者である。一方，女性では，若年
者でやせが多く，加齢とともに肥満者の割合が増
え，50歳以降では20%以上が肥満者となっている。

2) 肥満と高血圧発症頻度に関するエビデンスは明らかである。高血圧発症リスクについてBMI＜20 kg/m²を1とするとBMI 25.0〜29.9 kg/m²で1.5〜2.5倍と推定されている。特にBMI値が高いことや体重の経時的増加は有意な高血圧発症危険因子である。NIPPON DATAによると，1980〜2010年の30年間に日本人成人男性の過体重・肥満者（BMI≧25 kg/m²）の割合が18.2％から35.6％に倍増し（図1），高血圧患者の頻度は男性，女性とも体重正常者に比し過体重・肥満者の中で高く，その大きさの程度は年々大きくなってきている（図2）。

3) 小学校高学年〜中学生の肥満者の3〜5％が高血圧で，肥満度が増すにつれ高血圧有病率が高くなる。小児高血圧と肥満はそれぞれ高率に成人高血圧や肥満へ移行するので，早期に改善すべきである。

4) 減量の降圧効果は，メタ解析において体重1 kg減少につき収縮期血圧は0.9 mmHg低下と推定されている。最近のメタ解析でも4 kgの減量で−4.5/−3.2 mmHgの有意な降圧が得られた。日本人肥満者を対象とした研究でも3％以上の減量で有意な降圧を示すことが示されているので，肥満合併高血圧症例には，まず減塩・運動および食事療法などの包括的生活習慣改善，減量を図るべきである。

5) 後期高齢者（75歳以上）の体重管理に関しては，腹部内臓脂肪過剰があっても，サルコペニアによる骨格筋量減少によって体重減少があることがあるので，体重を指標にできないことを念頭に置く必要がある。

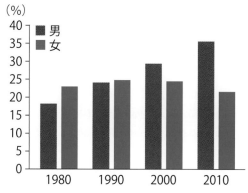

図1　過体重・肥満者の割合

（Nagai M, et al. Hypertens Res 38：790, 2015より作図）

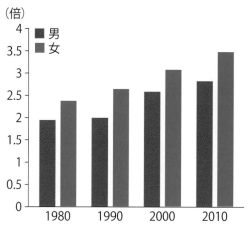

図2　体重正常者に対する過体重・肥満者での高血圧の頻度割合

（Nagai M, et al. Hypertens Res 38：790，2015より作図）

10章-4　肥満の原因

肥満症診療ガイドライン2016では，肥満・肥満症の成因について以下を述べている。

1. 食生活
1) エネルギー摂取量の過多は体重増加をきたす（低エネルギー食は体重減少をきたす）。
2) 糖質摂取割合が高いことは肥満と関連する（低糖質食は低脂肪食に比し1年後の体重減少をきたしやすい）。
3) 蛋白質摂取割合が低いことは肥満と関連する（高蛋白質摂取は低蛋白質摂取より6か月後の体重減少，長期の体重減少維持をきたしやすい）。
4) 早食いはエネルギー摂取量と独立して肥満と関連する。

2. 飲酒
1) 重度飲酒はエネルギー過剰摂取を介して体重増加リスクを上昇させる。

3. 身体活動
1) 生活活動を含む日常の身体活動量の増加は肥満を抑制する。
2) 定期的な運動と食事介入の併用は肥満予防効果を高める。
3) 不活発な座位時間の長さは体重増加と関連する。

4. 睡眠
1) 短睡眠時間は体重増加と関連する。

5. 喫煙と禁煙
1) 喫煙曝露量（本数と期間）が大きいと禁煙後の体重

増加量が大きい。

2）喫煙に伴う体重増加は食事介入や運動介入により抑制される。

3）重度喫煙者は肥満度，ウエスト周囲長が大きい。

6. 心理社会的・社会経済的要因

1）ストレスなどの心理的特性や居住地域などの特性も，食事や身体活動への影響を介して肥満度と関連する。

7. 職業要因

1）労働時間の長さ，交代勤務の有無，職階は食習慣や身体活動量の違いを介して体重に影響する。

8. 性ホルモン，加齢

1）加齢に伴うエストロゲンやアンドロゲンの低下が体脂肪の増加をきたす。

9. 胎生期および出生後の栄養状態

1）妊娠期の過剰な体重増加，喫煙，母乳栄養期間の短さなどが，その後の肥満リスクと関連する。

10章-5　減量には食事と運動の自己管理が必要

　肥満症診療ガイドライン2016では，治療法総論のなかで，①食事療法，②運動療法，③行動療法，④薬物療法，⑤外科療法の5つをあげたうえ，「基本は食事療法と運動療法である」としている。

　食事療法は10章-6，運動療法については11章に記載する。

　行動療法は，体重増加につながる食行動の異常(間食，ストレス誘発性食行動，過食，夜間大食，偏食，早食い，朝食の欠食)を明らかにすることでその是正を促したり，体重を記録させることで減量関連の自分の行動を見直させる療法である。

　薬物療法や外科療法は，摂取した食事の消化・吸収を抑制して吸収されるエネルギーを減らそうとするもので，食事療法や運動療法を行っても高度の肥満(BMI≧35)が解消されない，もしくは肥満に関連する重篤な疾患があって急速な減量が必要なケースが対象になる。

　一般には，減量を行おうとする場合，食事と運動を自己管理する以外の安易な道はないことを理解してもらう必要がある。

10章-6　減量目的の食事療法について

　肥満症診療ガイドライン2016では，治療法総論の食事療法の項で，以下の7つの項目について述べている。

1. 肥満症の治療は食事療法が基本となる。食事療法を実行することで内臓脂肪の減少が得られ，肥満に伴う健康障害の改善が期待できる。

2. 体重減少のためには，食事摂取エネルギー減量が有効である。

3. 25 kg/m²≦BMI＜35 kg/m²の肥満症では，1日の摂取エネルギー量の算定基準は，25 kcal×標準体重(kg)以下である。現在の体重から3〜6か月で3％以上の減少を目指す。

4. BMI≧35 kg/m²の高度肥満症では，1日の摂取エネルギー量の算定基準は，20〜25 kcal×標準体重(kg)以下である。病態に応じて現在の体重から5〜10％の減少を目指す。減量が得られない場合は600 kcal/日以下の超低エネルギー食(VLCD)の選択を考慮する。

5. 指示エネルギーの50〜60％を糖質とし，15〜20％を蛋白質，20〜25％を脂質とする。

6. 肥満症の食事療法でも必須アミノ酸を含む蛋白質，ビタミン，ミネラルの十分な摂取が必要であり，フォーミュラ食の併用が有用である。

7. フォーミュラ食を1日1回だけ食事と交換することでも有効な減量や肥満関連病態の改善を期待できる。

注：フォーミュラ食とは，糖質，脂質を控えてカロリー摂取を抑えながら，健康維持に必要な量の必須アミノ酸や，ビタミン，ミネラル，食物繊維などを含む食事で，通常の食事に置き換えて摂取するように販売されている。

（日本肥満学会：治療と管理・指導　1治療法総論　食事療法. 肥満症診療ガイドライン2016, ライフサイエンス出版, P38, 2016)

　高血圧治療ガイドライン2019は「3％の減量で一定の降圧が期待できる」ことを紹介している（**10章-3**）。また，肥満症診療ガイドライン2016では「特定保健指導で体重が3〜5％減少した群では，収縮期血圧，拡張期血圧が有意に改善した」という結果（**10章-2**）を引用し，「減量治療目標を現体重の3％以上の体重減少とするのが妥当」としており，BMI 25〜35 kg/m²の肥満症では，「現在の体重から3〜6か月で3％以上の減少を目指す」ことを行うよう「強く勧める」としている。

　特定保健指導による減量の効果について**10章-2**に示すように，1〜3％の体重減少によりLDLコレステロール，HbA1cなども有意に改善している。減量が血圧の低下のみならず，高血糖，高脂血症の是正など多くの好影響を与えることがわかる。

Q&A 10-1　減量の重要性を認識してもらうための保健指導のポイントは？

　世の中にたくさんの減量法が紹介されているが，そのこと自体，減量が多くの人にとって難しい課題であることを反映している。また，減量に成功しても，再び体重が増えるリバウンド現象が少なくないことは，肥満者の日常の生活スタイルのなかに過体重・肥満になりやすい要素があることを示している。また，身近に肥満や高血圧が多いこともあって「赤信号みんなで渡れば怖くない」状態になっていることに加え，減量には食事内容の変更や運動時間の確保など，生活スタイルの見直しが必要となるなど，減量を達成するためにはその必要性や効能について十分に理解したうえでの，本人の強い減量する意志が必要である。

　肥満のある高血圧患者に減量の重要性を指導するとき，次の3点を念頭に置きたい。

1. 肥満の解消が健康長寿の達成に重要

　健康長寿は誰もが願うことであるが，それを阻む死亡や要介護状態に至る大きな要因として，脳卒中や心筋梗塞などの脳心血管病が（**5章-5，7，8**）あり，その脳心血管病の発症に最も影響を与えるのが高血圧である（**5章-7 図3**）。指導を受ける人の高血圧の程度によってどのくらいその危険が高くなるのか（**5章-5**），また高血圧を治療することで脳心血管病の発症を抑制できること（**9章-4**など）などを理解することは，「寝たきりを避けたい」多くの日本人にとって高血圧是正の大きなモチベーションになりうる。

2. 肥満と高血圧との関係

　肥満と高血圧有病率に強い関係がある（**10章-1**）こと，減量することが降圧に有効である（**10章-2**）ことなどを視覚的に示すことで，肥満と高血圧との関係をイメージとして認識してもらうことは，肥満であることのデメリットに関心をもってもらう入口となる。さらに体重の減少目標との関係で，5 kgの減少が収縮期血圧5〜6 mmHgの低下につながること，これは少量利尿薬による降圧（もしくはそれ以上）に匹敵すること，日本人全体の収縮期血圧が5〜6 mmHg低下すると脳卒中の死亡が15〜20％近く減少する効果をもつ（**6章-5**）ことなど，減量の効果をより実感しやすいよう身近な数値に置き換えて，減量の効果を認識してもらうよう努力することが大切であろう。

3. 減量は，高血圧以外の脳心血管病の発症危険因子も改善する

　肥満や高血圧をもつ人は，高血糖や高脂血症も併せもっている（もしくはその危険をもっている）ことが多いが，**5章-9**に示すように，それら危険因子を併せもつ人は脳心血管病発症の危険が著しく高くなる。

　まずは，目の前の保健指導の対象となる人が将来寝たきりになる可能性が具体的にどれだけ高いか（**5章-9**は冠動脈の危険度を示すが，脳卒中においても同様な傾向がある）本人に確認してもらい，高血圧を含む脳心血管病の危険因子全体の管理の重要性をしっかりと認識してもらうことが大切であろう。そのうえで，**10章-2**に示すように5％の減量によってHbA1cで0.15低下，LDLコレステロールで10 mg/dL近い低下が同時に得られること（**10章-2**），減量目的で行う運動は，運動不足そのものによる脳心血管病発症の危険因子（**5章-7 図3**）の解消につながることなどを伝える。

　食事管理と運動によって減量ができれば，高血圧，高血糖，脂質代謝異常，肥満，運動不足という多くの危険因子の解消につながり，脳心血管病の発症予防にとって1石3鳥，4鳥以上の効果を期待できることになる。

　減量が成功するには食事療法と運動療法の2つを行う必要があり，いずれも生活スタイルの見直しが必要となることが多い。そのため本人の強い減量意欲が必要であることから，減量の必要性を十分理解してもらうことが肝要である（Q&A 10-1）。

　実際に減量に取り組んでもらうには，高血圧治療ガイドライン2019の示す4kgの減量，もしくは肥満症診療ガイドライン2016での「3～6か月で現在の体重から3%の減量」など身近な目標を明示すること，それらにより血圧の低下が期待できることを理解してもらうことが大切であろう（10章-2）。

　そのうえで，摂取カロリー，蛋白質，炭水化物の割合などの栄養指導（10章-6）と運動療法の指導（11章）を行う。肥満には，食事，運動不足以外にも多くの原因があること（10章-4）を念頭に，生活習慣の全体を見直し，保健指導の対象である住民一人一人に，何を努力することで減量できるかアドバイスすることが大切である。また，こうした努力を継続できるよう周辺のサポート体制を作ることも必要であろう。

私の工夫

減量指導の実際

　減量に関して注意している3点は，①減量の初期目標と減量の速度，②減量の中だるみの克服，③リバウンド，です。①に関しては，まず4kgの減量，月1kgのペースで，と具体的目標を設定し，栄養指導を受けていただきます。急激な減量は体力を奪いリバウンドをきたしやすいと考えています。②に関しては，適度な運動を組み合わせた場合，筋肉と脂肪の比重差から，体脂肪が減少して筋肉が付く時期，体重は直線的には減らず，一定期間踊り場を経た後，階段状に減ることをご理解いただき，諦めず減量努力を続けるようご説明します。③に関しては，管理栄養士や調理をされるご家族と連携してモチベーション維持に努めています。そのため，「どなたがお食事を作っていますか？」と必ず尋ねることにしています。時に，意外な答えが返ってくることがあります。

　外食や好きな間食，飲酒などはすべて禁止するのではなく，限定的に認めることも減量の継続には必要と思います。また，本人が工夫した減量法があれば，安全性を確認したうえで，実践を認めることもモチベーションを上げるために大切だと考えます。

（磯崎　泰介）

SUMMARY

高血圧対策としての生活習慣修正のなかで運動は1つの大きな柱である。運動は血圧を下げる効果があるのみならず、体重・体脂肪・ウエスト周囲長の減少、インスリン感受性や血清脂質の改善などを介して脳心血管病の発症を抑制する。

高血圧治療ガイドライン2019では、生活習慣の修正の1つに、「軽強度の有酸素運動(動的および静的筋肉負荷運動)を毎日30分または週180分以上行う」をあげている。また、速歩のような有酸素運動を「ややきつい」程度で、毎日30分以上行うことで、収縮期血圧で4 mmHg程度、拡張期血圧で2 mmHg程度の低下が期待できるとしている(8章-4、11章-1)。どのような運動を行うかについては、生活スタイルに合わせて実行可能で、速歩のような有酸素運動と同程度の運動を具体的に指導することが望ましい(11章-2)。

運動は高血圧治療としても、脳心血管病の発症予防、サルコペニア・フレイル予防などの観点からも強く勧められるが、合併症を有する人や高齢者では安全に行うために注意しておくべきことがある。高血圧治療ガイドライン2019では「運動療法の対象者はⅡ度高血圧以下の血圧値で、脳心血管病のない高血圧患者である(Ⅲ度高血圧を超える血圧の者は降圧後に運動療法を施行する)。脳心血管病を合併しているなど高リスク患者は事前にメディカルチェックを行い、適正な運動負荷量を設定し、必要に応じて運動の制限や禁止などの対策を講じる」としている。高齢者については「単に高齢者であるからといって運動を制限すべきではないが、高齢者では特に事前のメディカルチェックは必須である」としている(11章-1)。

厚生労働省は、健康づくりのための運動指針2013のなかで、運動指導の可否の判断の仕方、スクリーニングシートとセルフチェック表(11章-3)を提案しているので、それらを参考にすることも1つの方法である。

減量を目指す運動量としては肥満症治療ガイドライン2016に示される「減量目標ごとの運動量の指標」も1つの参考になる(11章-4)。

11章-1　高血圧治療ガイドライン2019の運動療法

高血圧治療ガイドライン2019では、生活習慣の修正の1つとして「軽強度の有酸素運動(動的および静的筋肉負荷運動)を毎日30分、または週180分以上行う」をあげたうえで、下記の内容を記している。

①有酸素持久性動的運動療法の降圧効果は確立されている。運動療法は収縮期血圧で2〜5 mmHg、拡張期血圧で1〜4 mmHgの低下が期待される。

②身体活動量の低下は脳心血管病発症頻度を増加させ、運動継続による持久体力の維持・増大は各種慢性疾患罹病率や死亡率を減少させる。したがって、高血圧患者では生活習慣の修正の一つとして適切な運動療法が強く推奨される。

③高血圧、脂質異常、糖代謝異常、肥満などの生活習慣病の予防や治療には、速歩、ステップ運動、スロージョギング、ランニングのような有酸素持久性動的運動が推奨されている。運動強度は「ややきつい」程度の運動が適当である。運動強度が強すぎると高血圧症例では運動中の血圧上昇が顕著で、運動後も内因性昇圧系の活性化が生じ危険である。安全性を考慮すると、高血圧症例における運動強度は中等度にとどめるべきである。

④血圧は一時的運動直後から約4〜5 mmHg低下し、その後22時間くらい降圧効果が持続する。したがって、運動は定期的に(できれば毎日30分以上持続)行うことが推奨されている。一般向けに運動を1回につき少なくとも10分以上持続し、合計して1日40分以上を推奨している勧告もある。

⑤持続的動的運動だけでなく、レジスタンス運動※やストレッチ運動を補助的に組み合わせると、骨格筋量維持に有効で、骨粗鬆症、腰痛、膝痛の防止や関節の可動域や機能の向上が期待でき、有用である。レジスタンス運動単独でも降圧効果があるという報告もある。

⑥運動療法の対象者はⅡ度以下の血圧値で心血管病のない高血圧患者である(Ⅲ度以上の高血圧者は降圧後に運動療法を施行する)。脳心血管病を合併して

いるなど高リスク患者は事前にメディカルチェックを行い，適正な運動負荷量を設定し，必要に応じて運動の制限や禁止などの対策を講じる。

⑦高齢者の運動について，「単に高齢者であるからといって運動を制限すべきではないが，高齢者では特に事前のメディカルチェックは必須である」，「有酸素運動を推奨するが，一般に転倒リスクが高いこと，関節障害のリスク増大，心負荷などを考慮して，速歩ではなく通常の早さでの歩行を推奨する」としている。

※レジスタンス運動は軽め（椅子からの立ち上がり，腿上げ，膝伸ばし，つま先立ちなど，自分の体重を利用した運動，ダンベル，チューブなど）から行い，歯をくいしばるような運動や，息を止める運動は避ける。

11章-2　運動の種類

高血圧治療ガイドライン2019では，高血圧の治療としての運動について「軽強度の有酸素運動（動的および静的筋肉負荷運動）を毎日30分，または週180分以上行う」ことを勧めている。その際の有酸素運動の例として速歩があげられることが多いが，生活習慣修正目的で運動を行ううえでは，個々人の生活スタイル，運動のしやすさなどを考慮し，必要な運動量を例示して指導することが求められる。

速歩と同程度の身体活動や運動を探すうえでは，「生活活動のメッツ表」や「運動のメッツ表」（表1，表2）を参考にすることができる。生活活動では自転車に乗る，耕作，高齢者の介護などが，運動としてはゴルフ，水中歩行，ラジオ体操などが，速歩と同程度の運動にあたることがわかる。

メッツとは「身体活動や運動について，その強さを表す単位」であり，それぞれの身体活動や運動で安静状態の何倍の代謝（エネルギー消費）をすることになるかを表すものとされている。それぞれの身体活動や運

表1　生活活動のメッツ表

メッツ	3メッツ以上の生活活動の例
3.0	普通歩行（平地，67 m/分，犬を連れて），電動アシスト付き自転車に乗る，家財道具の片付け，子どもの世話（立位），台所の手伝い，大工仕事，梱包，ギター演奏（立位）
3.3	カーペット掃き，フロア掃き，掃除機，電気関係の仕事：配線工事，身体の動きを伴うスポーツ観戦
3.5	歩行（平地，75～85 m/分，ほどほどの速さ，散歩など），楽に自転車に乗る（8.9 km/時），階段を下りる，軽い荷物運び，車の荷物の積み下ろし，荷づくり，モップがけ，床磨き，風呂掃除，庭の草むしり，子どもと遊ぶ（歩く/走る，中強度），車椅子を押す，釣り（全般），スクーター（原付）・オートバイの運転
4.0	自転車に乗る（≒16 km/時未満，通勤），階段を上る（ゆっくり），動物と遊ぶ（歩く/走る，中強度），高齢者や障がい者の介護（身支度，風呂，ベッドの乗り降り），屋根の雪下ろし
4.3	やや速歩（平地，やや速めに＝93 m/分），苗木の植栽，農作業（家畜に餌を与える）
4.5	耕作，家の修繕
5.0	かなり速歩（平地，速く＝107 m/分），動物と遊ぶ（歩く/走る，活発に）
5.5	シャベルで土や泥をすくう
5.8	子どもと遊ぶ（歩く/走る，活発に），家具・家財道具の移動・運搬
6.0	スコップで雪かきをする
7.8	農作業（干し草をまとめる，納屋の掃除）
8.0	運搬（重い荷物）
8.3	荷物を上の階へ運ぶ
8.8	階段を上る（速く）

メッツ	3メッツ未満の生活活動の例
1.8	立位（会話，電話，読書），皿洗い
2.0	ゆっくりした歩行（平地，非常に遅い＝53 m/分未満，散歩または家の中），料理や食材の準備（立位，座位），洗濯，子どもを抱えながら立つ，洗車・ワックスがけ
2.2	子どもと遊ぶ（座位，軽度）
2.3	ガーデニング（コンテナを使用する），動物の世話，ピアノの演奏
2.5	植物への水やり，子どもの世話，仕立て作業
2.8	ゆっくりした歩行（平地，遅い＝53 m/分），子ども・動物と遊ぶ（立位，軽度）

（厚生労働科学研究費補助金（循環器疾患・糖尿病等生活習慣病対策総合研究事業）「健康づくりのための運動基準2006改定のためのシステマティックレビュー」（研究代表者：宮地元彦））

動を行う時間をかけ，それを合計することで1日もしくは1週間の活動量，運動量をメッツ・時/日やメッツ・時/週として表すときに用いられることが多い。

因みに，高血圧治療ガイドライン2019のなかで引用されている健康づくりのための運動指針2013には以下の内容が書かれている。どのように運動量を決めるかを考えるうえで参考にできる。

1）18〜64歳では，日常生活における労働，家事，通勤・通学などの生活活動については，生活習慣病などおよび生活機能低下のリスクを下げることが知られている「23メッツ・時/週」を行うことを勧める。具体的には，歩行またはそれと同等以上の強度の身体活動を毎日60分行うことでその活動量に相当する。

2）65歳以上では，高齢者の身体活動不足を予防するために「強度を問わず，身体活動を10メッツ・時/週行うこと，具体的には，横になったままや座ったままにならなければどんな動きでもよいので，身体活動を毎日40分行う」ことが勧められ，可能であれば3メッツ以上の運動を含めた身体活動に取り組み，身体活動量の維持・向上を目指すことが望ましい。

表2　運動のメッツ表

メッツ	3メッツ以上の運動の例
3.0	ボウリング，バレーボール，社交ダンス(ワルツ，サンバ，タンゴ)，ピラティス，太極拳
3.5	自転車エルゴメーター(30〜50ワット)，自体重を使った軽い筋力トレーニング(軽・中等度)，体操(家で，軽・中等度)，ゴルフ(手引きカートを使って)，カヌー
3.8	全身を使ったテレビゲーム(スポーツ・ダンス)
4.0	卓球，パワーヨガ，ラジオ体操第1
4.3	やや速歩(平地，やや速めに＝93m/分)，ゴルフ(クラブを担いで運ぶ)
4.5	テニス(ダブルス)*，水中歩行(中等度)，ラジオ体操第2
4.8	水泳(ゆっくりとした背泳)
5.0	かなり速歩(平地，速く＝107m/分)，野球，ソフトボール，サーフィン，バレエ(モダン，ジャズ)
5.3	水泳(ゆっくりとした平泳ぎ)，スキー，アクアビクス
5.5	バドミントン
6.0	ゆっくりとしたジョギング，ウェイトトレーニング(高強度，パワーリフティング，ボディビル)，バスケットボール，水泳(のんびり泳ぐ)
6.5	山を登る(0〜4.1kgの荷物を持って)
6.8	自転車エルゴメーター(90〜100ワット)
7.0	ジョギング，サッカー，スキー，スケート，ハンドボール*
7.3	エアロビクス，テニス(シングルス)*，山を登る(約4.5〜9.0kgの荷物を持って)
8.0	サイクリング(約20km/時)
8.3	ランニング(134m/分)，水泳(クロール，普通の速さ，46m/分未満)，ラグビー*
9.0	ランニング(139m/分)
9.8	ランニング(161m/分)
10.0	水泳(クロール，速い，69m/分)
10.3	武道・武術(柔道，柔術，空手，キックボクシング，テコンドー)
11.0	ランニング(188m/分)，自転車エルゴメーター(161〜200ワット)

メッツ	3メッツ未満の運動の例
2.3	ストレッチング，全身を使ったテレビゲーム(バランス運動，ヨガ)
2.5	ヨガ，ビリヤード
2.8	座って行うラジオ体操

*試合の場合

(厚生労働科学研究費補助金(循環器疾患・糖尿病等生活習慣病対策総合研究事業)「健康づくりのための運動基準2006改定のためのシステマティックレビュー」(研究代表者：宮地元彦))

　保健指導で運動を勧める場合，安全性に配慮した指導が必要である。高血圧や糖尿病，脂質異常症で治療中の人については，主治医に「どの程度の運動までしてよいか」を確認したうえで，具体的な運動の指導を行うことが必要である。

　高血圧，糖尿病，脂質異常症などで新たに受診勧奨対象となった場合（かかりつけ医がない場合）では，受診時に運動の可否について相談し，どの程度の運動が許可されるか判断してもらうことが必要である。

　健康づくりのための身体活動基準2013には運動指導の可否を判断する際の考え方（図1），身体活動のリスクに関するスクリーニングシート（図2）と運動開始前のセルフチェックリスト（図3）が提案されているので参考にできる。

図1　生活習慣病予備群（保健指導レベル）の対象者に対して保健指導の一環としての運動指導の可否を判断する際の考え方

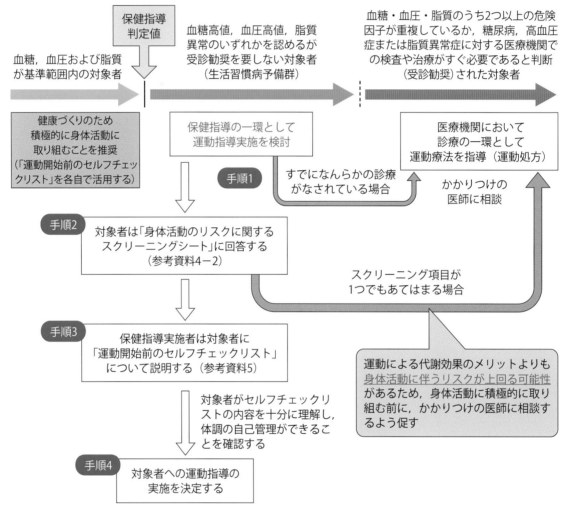

（厚生労働省：健康づくりのための身体活動基準2013，参考資料4-1）

図2 身体活動のリスクに関するスクリーニングシート

保健指導の一環として身体活動（生活活動・運動）に積極的に取り組むことを検討する際には、このスクリーニングシートを活用してください。

	チェック項目	回答	
1	医師から心臓に問題があると言われたことがありますか？（心電図検査で異常があると言われたことがある場合も含みます）	はい	いいえ
2	運動をすると息切れしたり、胸部に痛みを感じたりしますか？	はい	いいえ
3	体を動かしていない時に胸部の痛みを感じたり、脈の不整を感じたりすることがありますか？	はい	いいえ
4	「たちくらみ」や「めまい」がしたり、意識を失ったことがありますか？	はい	いいえ
5	家族に原因不明で突然死した人がいますか？	はい	いいえ
6	医師から足腰に障害があると言われたことがありますか？（脊柱管狭窄症や変形性膝関節症などと診断されたことがある場合も含みます）	はい	いいえ
7	運動をすると、足腰の痛みが悪化しますか？	はい	いいえ

【参考】 Physical Activity Readiness Questionaire (PAR-Q)

「はい」と答えた項目が1つでもあった場合は、身体活動による代謝効果が上回る可能性が高いうえで、健康づくりのための身体活動に積極的に取り組む前に、医師に相談してください。

すべて「いいえ」であった場合は、参考資料5に例示する「運動開始前のセルフチェックリスト」を確認したうえで、健康づくりのための身体活動（特に運動）に取り組みましょう。

（厚生労働省：健康づくりのための身体活動基準2013, 参考資料4-2）

図3 運動開始前のセルフチェックリスト

健康づくりのための運動に取り組むときには、体調の確認が大切です。自分でチェックする習慣をつけましょう。

	チェック項目	回答	
1	足腰の痛みが強い	はい	いいえ
2	熱がある	はい	いいえ
3	体がだるい	はい	いいえ
4	吐き気がある、気分が悪い	はい	いいえ
5	頭痛やめまいがする	はい	いいえ
6	耳鳴りがする	はい	いいえ
7	過労気味で体調が悪い	はい	いいえ
8	睡眠不足で体調が悪い	はい	いいえ
9	食欲がない	はい	いいえ
10	二日酔いで体調が悪い	はい	いいえ
11	下痢や便秘をして腹痛がある	はい	いいえ
12	少し動いただけで息切れや動悸がする	はい	いいえ
13	咳やたんが出て、風邪気味である	はい	いいえ
14	胸が痛い	はい	いいえ
15	（夏季）熱中症警報が出ている	はい	いいえ

（昭和63年度日本体育協会「スポーツ行事の安全管理に関する研究」より引用改変）

運動を始める前にいずれについても「はい」があったら、今日の運動は中止してください。

すべて「いいえ」であれば、無理のない範囲で※運動に取り組みましょう。

（注）このセルフチェックリストでは、わかりやすくするために運動としていますが、生活活動（運動以外の身体活動）の場合も、強度が強い場合は同様の注意が必要になります。

※運動中にきついと感じる場合は、運動強度が強すぎるかもしれません。適切な運動強度を知るために、自分で脈拍数を確認する習慣をつけましょう。（例）あなたが40～50歳で脈拍数が145拍/分以上になるような運動は強すぎる可能性があります。

※無理は禁物です。運動中に異常かなと感じたら、運動を中止し、周囲に助けを求めましょう。

_____年_____月_____日

説明担当者 氏名：_____
（保健指導実施者）

実践者 氏名：_____
（保健指導対象者）

（厚生労働省：健康づくりのための身体活動基準2013, 参考資料5）

運動を行うことは，体重増加の予防や減量，減量後の体重維持などでも重要である。

肥満症診療ガイドライン2016(表4-1)では，体重コントロールの目的に応じた運動量について，Donnelly JEらの論文(Donnelly JE, et al. Med Sci Sports Exerc 41：459, 2009.)を引用して次の内容を紹介している。

1) 体重増加の予防には，中等度の運動を週150〜250分行う。

2) 減量目的に行う場合，中強度の運動を週150分未満では，体重減少はわずかしか期待できない。

中強度の運動を週150分以上で2〜3 kgの減量，が期待できる。中強度の運動を週225〜420分で5〜7.5 kgの減量，が期待できる。活動量が多ければ体重減少量も大きい。

3) 減量後の体重維持には中強度の運動を週200〜300分(高強度ではより少ない時間でよい)行う，などである。

注：ここでの「中強度の運動」とは，3〜6メッツの生活活動(やや速足，4 km/時，の歩行，自転車通勤など)を指している。

Q&A　11-1　運動をすることに消極的である人に，どのようなアドバイスができるか？

運動をすることに消極的である人のなかには，「高血圧患者での運動の必要性について十分な理解がない」，「運動をすることで血圧が下がるとは思わない」，「具体的にどのような運動をどれだけすればよいかわからない」，「運動をしたほうがよいと思うが，忙しくて運動をする暇がない」など運動をすることに消極的になる理由がいろいろあるであろう。

いずれの場合でも，高血圧の人にとって，運動をすることがどれだけよいことかをしっかり理解してもらったうえで，その人の生活スタイルのなかで継続可能で，有効な運動を提案できることが必要である。以下の3点を意識しながらアドバイスしたい。

1. 高血圧であることの危険性について理解してもらう

現在の日本人にとって死亡や寝たきりになる原因として，高血圧が最大の(他の危険因子を引き離してダントツの)危険因子であり，早死にや寝たきりになる危険を少なくするために運動を行うということを理解してもらう。その際，イメージとして理解できるよう，5章-5〜8の図などを利用する。

2. 降圧治療の全体像を理解してもらう

多くの高血圧は生活習慣を修正することと，降圧薬を飲むことで，血圧を目標レベルに管理できれば，高血圧による早死にや寝たきりになる危険を少なくすることができる。運動は，それ自体で血圧を下げる(8章-4)うえ，体重を減らすことによっても血圧を下げる(10章-1〜3)可能性がある。また，運動は，血糖や血清脂質の正常化，BMIの低下，運動不足の解消などを通して脳心血管病の発症を減らすことなども強調したい。特に，高血圧以外に喫煙や糖尿病，脂質異常症

のリスクも抱えている人には，それらの重複によって脳心血管病の発症の危険が高くなること(5章-9)を示し，運動をすれば多くのリスクに好影響を与えることを理解してもらうことが大切である。

3. どの程度の運動をすればよいかについて，その人の生活に合わせてイメージできるようにする

速歩など軽強度の有酸素運動(動的および静的筋肉負荷運動)を毎日30分，または180分/週以上行うことを高血圧治療ガイドライン2019が勧めていると紹介する。そのうえで，軽強度の有酸素運動としては速歩のほか，ゴルフ，水中歩行，ラジオ体操などの運動や自転車に乗る，耕作，高齢者の介護なども該当することを11章-2を参考に紹介し，「いつ，どのような運動を行うか」具体的にイメージしてもらう。1回10分以上の運動であれば，合計として毎日30分，または週に180分行うことでよいとして，通勤の時間を10分多めにとり，その分歩くようにする，昼休みに10分程度の歩く時間をとるなど，本人の生活スタイルを考慮した運動を提案できることが望ましい。

なお，減量を目指す運動の場合については，中強度の運動を週150分以上で2〜3 kgまでの減量が期待できる，中強度の運動を週225〜420分で5〜7.5 kgの減量が期待できる(11章-4)などを参考にして，具体的な運動量をアドバイスすることが勧められる。

また，糖尿病を合併する場合の運動については糖尿病診療ガイドライン2016に，「運動の到達目標としては，頻度はできれば毎日，少なくとも週に3〜5回，強度が中等度の有酸素運動を20〜60分間行い，計150分以上することが勧められる。週に2〜3回のレジスタンス運動を同時に行うことが勧められる」とされていることも紹介したい。

高齢者については，高血圧治療ガイドライン2019が「運動療法は降圧薬治療中の高齢高血圧患者（平均年齢75歳）にもよい適応である」としていることも踏まえ運動を勧める。ただし，「一般に転倒リスクが高いこと，関節障害のリスク増大，心負荷などを考慮して，速歩ではなく通常の早さでの歩行を推奨する」，「冠動脈疾患，心不全，腎不全，骨関節疾患などの合併がある場合は，事前のメディカルチェックは必須であり，専門家の意見を含めて運動療法の適否を個別に判断する」としていることも十分考慮して，一人一人に合った運動を具体的に勧める必要がある。

Q&A 11-2 「膝が痛くて運動ができない」，「心筋梗塞後なので運動は不安」などにどう対応するか？

運動は高血圧患者にとって生活習慣の修正のなかで重要な位置を占めるが，一方で高血圧患者は循環器疾患の合併を抱えていたり，膝，腰などに整形外科的な合併症を抱えていることも少なくない。運動を勧める場合には，そうした合併症を把握したうえで，運動の種類・強度などを考慮する必要がある。

健康づくりのための身体活動基準2013には，「運動指導の可否を判断する際の考え方」，「身体活動のリスクに関するスクリーニングシート」，「運動開始前のセルフチェックリスト」が提案されているので参考にすることができる（11章-3）。

膝が痛いや心筋梗塞後などは，11章-3の「身体活動のリスクに関するスクリーニングシート」の1，7などに該当することから，運動療法をしてよいか，かかりつけ医に相談する必要がある。その際に，具体的に「早歩きで30分」というような運動の種類と量を例にあげて相談できれば，より的確な回答をもらえる場合が多い。

整形外科的な疾患や循環器系の疾患を抱えている場合，運動を制限される場合もあるが，逆に「膝が痛い」，「心筋梗塞の既往がある」ことから，積極的に運動を勧められる場合も少なくない。たとえば，心筋梗塞後については，「心臓リハビリの継続により虚血性心疾患の発症や再発を防ぎ，生命予後の改善も得られる」ことが報告されていて，運動療法を中心とした心臓リハビリが行われている。心臓リハビリの適応および具体的な運動処方については，かかりつけ医もしくは心臓リハビリを行っている施設へ相談することが望ましい。

また，膝が痛いことを理由として運動に消極的になるのではなく，行える運動は何かを探し，それができる条件を作ることが大切である。たとえば，足腰に痛みなどがある場合でも，水中歩行や自転車運動など，体重の負荷が下肢にかかりすぎない身体活動が許可される場合もある。また，痛みのある部位やその周辺を中心にストレッチングや筋力トレーニングを行うことで，痛みが改善することもある。具体的提案をもって整形外科やかかりつけ医に相談するなかで，何をどの程度行うことがよいか決めていく過程を支援することが重要である。

Q&A 11-3 「畑仕事が運動だと思っている」という人にどう対応するか？

肥満症診療ガイドライン2016では，「仕事や通勤，家事労働などの日常の生活活動でも，エネルギー消費を増加させることにより，肥満の改善を期待できる」としている。また，厚生労働省の健康づくりのための運動基準2005（https://www.mhlw.go.jp/shingi/2006/02/s0223-6c.html）では，「いろいろな事情で運動が行えない場合でも，日常生活で積極的に体を動かすことにより，生活習慣病が予防できるということが示されています。健康づくりのためには，この2つの基準値（運動の基準値と身体活動の基準値）の，まずはどちらか一方を満たすことが推奨されます」として，「生活活動」を「生活習慣病予防の運動」に入れる考え方を提示している。

畑仕事などの生活活動（11章-2）を高血圧治療における運動療法のなかでどのように位置づけるかについて高血圧治療ガイドライン2019には明確には記載されていない。しかし，肥満症診療ガイドライン2016や健康づくりのための運動基準2005（厚労省）などを参考にすると，「畑仕事が運動だと思う」という考え方は妥当と思われる。生活活動のメッツ表（11章-2，表1）で確認すると農作業，耕作などは4.5メッツ前後の運動に該当することから，運動強度としては十分である。ただし，畑作業の内容と時間には個人差が予想されることから，その作業内容，1回の継続時間（10分以上），1週間での時間などを計算し，十分な運動量になっているか検討することも必要である（高血圧治療ガイドライン2019では，毎日30分または週180分以上の運動をすることを求めている）。

運動指導の注意点

　運動が高血圧の改善や肥満の減量，血糖コントロールに有用であることは，よく経験します。ただし本文にあるように，合併症（心血管病，糖尿病性網膜症など）も考慮し，安全性を確認したうえで開始し，開始後は運動による不具合（心脳血管症状，関節痛など）の有無を定期的にモニターする必要があります。高齢の糖尿病合併高血圧患者さんで，ウォーキングをやりすぎて運動中に意識消失を生じ，インスリンや降圧薬を減量して改善した例があります。

　運動に関して，私が患者さんに実際にご説明している注意点は以下の3点です。①携帯電話を持参し，可能な限り同伴者（家族，友人など）と一緒に行う（転倒・胸痛発作など緊急事態に対応できる体制で），②運動強度は同伴者と会話ができる強度で行う，③翌朝起床時に疲労感や関節痛の残らない程度の運動量で行う（軽度の筋肉痛は可）。

（磯崎　泰介）

運動をすることに消極的である人へ

　運動をすると，体の動きがよくなり，痛みがとれ，血糖値が下がり，血圧が下がり，脂質異常症が改善し，体重が減り，息切れが減り，そして寿命が延長する……と，さまざまな効果が報告されています。運動は今や種々の疾患の治療法の一つであると言えます。しかし血圧や糖尿病の薬をやめると効果が切れてしまうように，運動もやめてしまえばその効果は続きません。本人が無理せず，長く続けられることが大切です。

　忙しくて特別な運動をすることが難しい場合は，日常生活のなかに「ちょっと頑張る」時間を増やします。車での通勤をやめて自転車通勤にしたり，公共の交通機関を使って歩く機会を増やしたり，エスカレーターやエレベーターではなく，階段を使うなどの工夫や，テレビを見ながら，家事をしながら筋トレやストレッチをする「ながら運動」もお勧めです。歩数計やスマートフォンのアプリを利用して運動を記録したり，毎日やることにこだわらず週2回程度休みを入れたりすると継続しやすいです。

　運動を30分連続して行うことが難しければ，1回10分の運動を1日のうちに3回行えば同様の効果があると言われています。まずは10分，体を動かすことを心がけてみましょう。

（安田　千里）

「膝が痛む人」，「心筋梗塞後で運動が不安な人」へ

　膝が痛む人は，椅子に座って膝を伸ばしたり，仰向けの状態で足を床から10 cm程度ゆっくりあげる筋トレや，水泳・水中歩行・自転車・エアロバイクなどの全身運動がお勧めです。膝がしっかり伸びない人は湯船の中で膝の曲げ伸ばし運動を行いましょう。杖や装具（膝装具，足底板）の使用で痛みが緩和することもあります。適切な運動の継続は病院で処方する鎮痛剤と同程度の効果があるといわれています。膝に負担の少ない方法で運動を続けましょう。また歩行時には体重の3倍，階段では7倍もの負荷が膝にかかるため，適正な体重を保つことはとても重要です。

　以前は心臓病を患った人は安静に過ごすように言われてきましたが，現在は適切な運動により，心臓病の再発予防，QOLの向上，生命予後の改善がみられることが報告されています。急性心筋梗塞，狭心症，開心術後（冠動脈バイパス術・弁膜症手術など），慢性心不全，大血管疾患（大動脈瘤・大動脈解離など），末梢動脈閉塞性疾患の人は健康保険で心臓リハビリテーションを受けることができます（算定期間150日間）。心臓に負担がかからないように徐々に運動量を延ばしていきますが，どのような運動をどの程度行うかは個々に調整が必要なため，初めは医療機関にご相談ください。

（安田　千里）

畑仕事をされている方へ

　毎日の必要身体活動量を運動のみで確保することは大変ですので，日常の生活活動も身体活動の一部ととらえる考え方が浸透しています。中強度以上(3メッツ以上)の生活活動には歩行，床掃除，庭仕事，子どもと遊ぶなどがあります。農作業では，野菜の植え付け(3.8メッツ)，苗木の植栽(4.3メッツ)，耕作(4.5メッツ)，作物の収穫(4.8メッツ)，干し草をまとめる，鶏の世話(8.0メッツ)などが中強度以上です。たとえば野菜の植え付けを2時間行うと，ジョギングを1時間行ったのと同程度の運動量になると言われています。ただ乗用の農業機械による農作業(トラクターによる耕作やコンバインによる収穫作業など)は，3メッツよりも低いことが報告されており，注意が必要です。

(安田　千里)

第12章 降圧薬による高血圧治療

▌SUMMARY

高血圧の治療は生活習慣の修正と降圧薬の服用によって行われる。生活習慣の修正はすべての高血圧患者に求められることであるが，生活習慣の修正で血圧が降圧目標に達しない場合には降圧薬が必要である。

多くの場合，生活習慣の修正のみで血圧を目標降圧レベルに下げることは困難であり，生活習慣の修正の努力を続けながら降圧薬の服用を行うことが多い。しかし，降圧薬の服用に対する誤解や，副作用に対する不安などによって，降圧薬服用に対する住民の抵抗感は強く（1章-4，巻末付表1），高血圧であるにもかかわらず降圧薬を服用していない人は60%近くに上り（1章-1〜4），結果的に血圧が適正に管理されている人は高血圧の人の30%前後にとどまっている（1章-2）。

副作用が少なく効果のある降圧薬が多く開発され，現在では生活習慣の修正と降圧薬の適切な使用によって，副作用のない形で高血圧を治療できる時代になっている。

高血圧を有する住民への保健指導では，なぜ高血圧と向き合う必要があるのか，生活習慣をどう修正するかなどが中心となるが，目標レベルまで血圧を下げるうえで降圧薬が必要となるケースが多いことを考えると，降圧薬との付き合い方について正しく住民が理解できるようサポートすることも保健指導に求められる。

降圧薬について，住民が判断に迷う，もしくは疑問を感じるポイントは，①なぜ降圧薬を飲まなければならないのか，②降圧薬の量をどれだけ，いつまで飲み続けなければならないのか，③降圧薬の副作用は心配ないのか，などに関係する。こうした疑問については，降圧薬処方を行う医師との間で話し合われ，十分な理解・納得が得られるのが望ましいが，残念ながら多くの住民の理解・納得が十分ではないのが現状であり，高血圧パラドックスが生まれる原因の一つとなっている。そのため，特定健診・保健指導の現場で高血圧の管理が問題となるとき，降圧薬についても話し合われることが期待される。

高血圧の住民や住民をサポートする者は，①高血圧が健康長寿を妨げる大きな要因であること（5章），②血圧を目標レベルに下げることで健康長寿達成ができること（6章），③降圧治療には生活習慣の修正と降圧薬があること（7章）に加え，④効果と副作用を含め降圧薬について理解しておくことが望まれる。

降圧薬について理解しておくべきこと（12章-1）には，①生活習慣の修正で血圧が目標レベルに達しないと降圧薬が必要となる，②血圧を目標レベルに維持できるよう降圧薬の種類や量が調節される（12章-2〜4），③目標レベルの血圧維持に降圧薬が必要な状態が続く限り，服用を続ける必要がある（Q&A 12-4），④降圧薬による好ましくない症状，⑤体調の悪い日（シックデイ）の降圧薬の服用（13章-4），などが含まれる。

降圧薬は長期にわたって服用する可能性が高い。特定健診時にⅡ度以上の高血圧であった人のアンケート結果では，少なからぬ人が降圧薬に対する抵抗感をもったり，一旦開始した降圧薬を中断したりしている（1章-4，巻末付表1）。降圧薬の服用を含む高血圧治療を長期間継続できるよう医療スタッフと患者がパートナーシップを築き，コンコーダンス医療を続けることが望まれる（12章-5）。

1. 降圧薬使用の目的と開始のタイミング

1) 高血圧が引き起こす脳心血管病(脳卒中, 心筋梗塞, 腎不全など)の発症を抑制する目的で, 降圧目標まで血圧を下げるために降圧療法が行われる(**2, 5, 6章**)。

2) 血圧を下げるには, 降圧薬と生活習慣の修正(減塩, 減量, 運動, 節酒など)の両方の組み合わせが大切である(**7, 8章**)。

3) 生活習慣の修正で降圧目標に達しないときは降圧薬が開始されるが, 高血圧の程度, 血圧以外の心血管疾患の危険因子の有無, 生活習慣修正による血圧低下の程度も参考にして決められる(**7章**)。

2. 降圧薬投与量の調整

1) 降圧薬は少量から開始し, 血圧の低下の程度をみながら増量(もしくは減量)が決められる。原則として, 週もしくは月の単位で血圧レベルをみて変更される(**12章-2**)。

2) 降圧薬の種類・量の調整は, 安静状態(**2章-7, 8**)で測定した血圧が降圧目標(**7章-2**)に達しているかどうかで判断される。

3) 降圧薬の服用が必要か否か, 降圧薬の量が十分かどうかなどを判断するうえで, 家庭血圧は重要な情報である(**2章-8**)。家庭血圧を測定・記録して, 受診時に持参することを勧める。

3. 降圧薬の副作用として訴えられる症状

1) 降圧薬の副作用として訴えられる症状には, ①降圧薬の作用に関連する症状, ②アレルギーや細胞毒性で生じる症状(薬疹, 肝機能障害など), ③降圧薬の服用とは関係ない症状の3種類がある。
　また, 降圧薬の作用に関連する症状は, 血圧の下がりすぎ(ふらつき, 立ちくらみ), 血圧を下げる作用と関連する症状(利尿薬による頻尿, 浮腫, ほてり感), 降圧作用と関係しない症状(空咳, 気管支喘息, 耐糖能異常)の3種類に分類される(**13章-3**)。

2) 降圧薬服用の副作用として訴えられる症状のほとんどは, 降圧薬の量(中止も含む)や種類を変えることで消失する。

3) 降圧薬の種類と量を調節することにより, 好ましくない症状(副作用を含む)がない状態で血圧を目標レベルに管理することは, ほとんどの場合可能である。

4. 体調の悪い日(シックデイ)の降圧薬の服用

1) 食事摂取量が減少したときや, 下痢・嘔吐・発熱・多量発汗などが生じたときに, 利尿薬や降圧薬(特に利尿薬)を中止することが必要になる場合がある。これらの薬を飲んでいる人は, 主治医に連絡して指示を仰ぐ必要がある(前もって相談しておくことが有用)(**13章-4**)。

　降圧薬には, カルシウム拮抗薬(Ca拮抗薬), アンジオテンシンⅡ受容体拮抗薬(ARB), アンジオテンシン変換酵素阻害薬(ACE阻害薬), サイアザイド系利尿薬, β遮断薬($\alpha\beta$遮断薬も含む)の5種類が主要な降圧薬として使用されている。降圧薬の使い方について, 高血圧治療ガイドライン2019では次のような考え方が書かれている。

1) 降圧薬で血圧を下降させることで脳心血管病の発症を予防できるが, その効果は降圧薬の種類によらず, 降圧度の大きさに比例する。

2) 個々の高血圧患者に対しては, 最も降圧効果が高く, 合併する病態に適した降圧薬を選択する。

3) 降圧薬開始後は降圧目標の達成を心がける。

4) 1つの降圧薬で降圧目標を達成できる割合は約4割未満でしかない。一般的に降圧薬の投与にあたっては, 単剤を少量から開始し, 投与した降圧薬の副作用が出現したり, 降圧効果が得られない場合は他の降圧薬に変更する。

5) 降圧効果が不十分であれば, 増量するか, 他の種類の降圧薬を少量併用投与する。2剤を併用しても降圧目標に達しない場合は3剤を併用する。さらに必要により4剤を併用する。

6) 降圧速度は, 数か月で降圧目標に到達するくらいの緩徐なほうが副作用もなく望ましい。特に, 血圧調節機能が減弱している高齢者では, 急激な降圧は避けるべきである。

12章-3　降圧薬の減量と中止

　服用している降圧薬を減量したり，中止することについて高血圧治療ガイドライン2019には以下のように記述されている。

1) 血圧には季節変動があり，夏季に血圧が低下する患者では，一時降圧薬の減量あるいは中止を考慮してよい。逆に冬季には血圧が上昇して増量や再投与が必要になることも少なくない。

2) 降圧薬治療によって少なくとも1年以上血圧が正常化した場合であっても，減量もしくは中止すると，通常6か月以内に血圧が高血圧レベルまで再上昇することが多い。降圧薬の中止に関する研究で

は，休薬後も正常血圧が維持できる率は3〜74％と報告によってかなり異なるが，血圧が再上昇し降圧薬が必要となるケースが少なくない。

3) 休薬後に正常血圧が維持できた患者の特徴は「治療前の血圧がⅠ度高血圧，若年者，正常体重，低塩分摂取，非飲酒者，1剤のみの服用，臓器障害がない」などである。したがって，適正な生活習慣の継続および血圧の定期観察を条件に休薬を試みてもよいが，治療前に臓器障害や合併症のないⅠ度高血圧である場合以外には推奨できない。

12章-4　降圧目標達成には平均3種類の降圧薬が必要

　血圧を目標値まで下げる効果を検討した5つの研究報告を調べ，目標の血圧に到達するために平均何種類の降圧薬が必要であったか調査した報告(図)では，3種類弱から4種類弱まで多少の差はあるが，いずれも平均として3種類前後の降圧薬が必要であったとされ

ている。あくまでも平均の種類数であることから，1種類で降圧目標を達成することができる場合もあるが，2種類，3種類の作用機序の異なる降圧薬を組み合わせて服用する必要がある例もまれでないことを，この報告は示している。

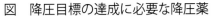
図　降圧目標の達成に必要な降圧薬

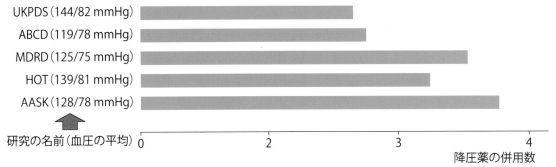

(Bakris GL, et al. Am J Kidney Dis 36：646, 2000)

12章-5　高血圧治療を効果的に行うために（コンコーダンス医療）

　高血圧治療ガイドライン2019では，「医療スタッフが患者とパートナーシップを築きコンコーダンス医療を続ける方法」として以下を勧めている。

・高血圧によるリスクと治療の有益性について話し合う。

・高血圧治療の情報を口頭，紙媒体，視聴覚資材でわかりやすく提供する。

・患者の合意，自主的な選択を尊重し，患者の生活に合った治療方針を決める。

・処方を単純化し，服薬回数，服薬錠数を減らす(合剤の使用，一包化調剤など)。

・家庭血圧の自己測定・記録を推奨し，その評価を

フィードバックする。

・医療スタッフ(医師，看護師，薬剤師，管理栄養士)，患者，家族を含めた治療支援体制を作る。

・治療の費用や中断した場合に負担となるコストについて話し合う。

・服薬忘れの原因・理由について話し合い，特に副作用や心配・気がかりな問題に注意して，必要であれば薬剤の変更を考慮する。

注：コンコーダンスとは，「当事者(患者)の考えと医療者の考え(治療方針を含む)が一致するように，両者の考えを尊重し合う」こと。

Q&A 12-1　症状がないのに，なぜ降圧薬を飲む必要があるか？

　高血圧では頭痛，頭重感，肩こりなどの症状を伴うこともあるが，多くの高血圧患者は無症状である。高血圧が問題となるのは，高血圧による症状によって日常生活が妨げられることではなく，「数か月，数年と高血圧が続く間に動脈硬化が進行し，最終的に脳卒中や心筋梗塞，腎機能障害などの病気の発症につながるから」である。高血圧による動脈硬化が進行していても自覚症状はほとんどないのが普通であり，自覚症状がないことで薬を飲まなくてよい理由にはならない。また，脳卒中や心筋梗塞がおきて手足の麻痺や心機能の低下がおきてから血圧を正常化しても，それらが回復するものではないことから，症状がない間に血圧を管理し自覚症状の出る状況（脳卒中や心筋梗塞の発症）を作らないことが肝要である。

Q&A 12-2　血圧を測りながら高い日だけ飲めばよいのではないか？

　降圧治療の基本的考え方は，血圧を安定して低い値に維持することで，高血圧による血管の障害を防ぐことである。

　「血圧を常に測定し，血圧が高いときのみ薬を飲む」という考え方は一見合理的にみえるが，実際には脳心血管病の危険を高めることになる。なぜなら，こうした飲み方では血圧の変動が大きくなってしまい，血圧の大きな変動が血管を傷めるからである。

　1日もしくは1週間を通して，血圧が全体として低いレベルにあり，高血圧のレベルに血圧が高くなる時間を少なくすることが高血圧治療の目的である。降圧薬の量を変えたり，中止する場合には，週もしくは月の単位での血圧の推移をみて降圧薬の量の調整をすることが大切である。

　自宅で測定した血圧が高い場合に，「脳出血など大変なことがおきるのではないか」と心配して降圧薬を増やしたいと考える人は少なくない。2章にも記述したように，血圧は常に変動しているが，そうした一時的な血圧の多少の変動で脳出血などをおこすことはほとんどない。むしろ，一時的な血圧の上昇に反応して降圧薬を増やしたり，低下したときに降圧薬を減らしたりして，血圧の変動幅を大きくしてしまうことによって血管障害を強める危険のほうが大きい。

　家庭で測定した血圧が普段より高い場合，「血圧が上がったことで悪いことがおきるのではないか」と不安になり，さらに血圧を上げる結果になっている場合も少なくない。2章-3，4に記載されているように，「血圧は常に変化しており，短時間，少々血圧が上昇しても何もおきない」ことを思い出し，深呼吸をしてリラックスを心がけ，気持ちが落ち着いた時点で血圧を再測定することを勧めたい。血圧が上昇することがしばしばあるようであれば，そうした血圧上昇の記録を持って次の受診日に主治医に相談することが望ましい。

Q&A 12-3　降圧薬を服用していれば，血圧が多少高くてもよいか？

　降圧薬は血圧を下げることで脳心血管病を予防する。降圧薬を飲んでいても，血圧が下がらなければ降圧薬の効果を期待できない。たくさんの種類の降圧薬が開発され，同じ種類の薬でも1剤に含まれる薬の量が異なる2～3種類の降圧薬が作られている。多くの種類が必要とされているのは，それぞれの人にとって必要な降圧薬の種類と量が異なるためである。医師は，血圧の下がりすぎを避けるため，1種類の薬を少量から開始し，血圧の低下の程度をみながら増量していく。そのため，血圧を目標血圧に下げるために必要となる降圧薬が3～4種類になることも珍しくない（12章-2，4）。「薬を飲んでいるから高血圧は心配ない」とか，「3種類の降圧薬を飲んでいるから大丈夫」ではなく，「血圧が降圧目標に達しているかどうかで，今の降圧薬の飲み方でよいかどうか判断する」ことが必要である。

降圧薬が必要となり飲み始めた場合，作用の弱い降圧薬に変更されたり量が減らされる場合もあるが，一生飲み続ける場合が多い。

高血圧治療ガイドライン2019では，「血圧には季節変動があり，夏季に血圧が低下する患者では，一時降圧薬の減量あるいは中止を考慮してよい。逆に冬季には血圧が上昇して増量や再投与が必要になることも少なくない」と記載しており，降圧薬を減量もしくは中止できる場合があることを記載している。また，3章-2に示す二次性高血圧の場合には，高血圧の原因を取り除くことによって降圧薬が不要になったり大幅に減量できる場合がある。さらに，強いストレスを抱えたり，食塩の過剰摂取をしたり，太ったなど，生活習慣が乱れて高血圧になった場合には，それらの生活習慣の乱れが修正されれば，血圧を上昇させる要因がなくなり血圧が下がるため，降圧薬をやめられる（というより降圧薬が不要になる）。

血圧の上昇に関与する因子が消失もしくは軽減すれば降圧薬の減量もしくは中止が可能となるが，多くの高血圧では，生活習慣修正の努力をしても高血圧が続くために降圧薬が開始されるのであり，血圧を上げる原因がその人の身体や生活習慣のなかにある限り，血圧を下げるためには降圧薬を続けることが必要になる（図）。

「薬を飲み始めたから一生続けなければならない」というのではなく，「降圧薬を飲まなければ高血圧になる状態が続くから，血圧を正常に維持するために飲み続けなければならない」のである。

降圧薬治療によって血圧が1年以上正常化した場合であっても，減量もしくは中止すると，通常6か月以内に血圧が高血圧レベルまで再上昇することが多い。休薬しても正常血圧を維持できる率は報告によって大きく異なり，3〜74％とされている（12章-3）。

図　降圧薬が血圧を正常にしている状態で降圧薬を中止すると…

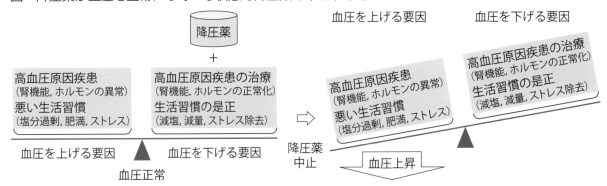

高血圧では，遺伝的素質や病気（腎臓病など），生活習慣（過剰な食塩摂取，肥満，運動不足，ストレスなど）の影響で血圧が上昇している。降圧薬を服用して血圧を上げる要因と下げる要因のバランスを取り血圧が正常な状態（上記左図）で降圧薬を中止すれば，血圧が上昇する（上記右図）のは当然である。降圧薬を減らす，もしくは中止できるのは，血圧を上げる病気を治療したり，高血圧になる生活習慣を是正できたときである。多くの場合，原因疾患の治療や生活習慣の修正ができずに降圧薬が必要な状態になっているため，降圧薬を中止することが難しい。

Q&A 12-5　薬が切れてしまったときに血圧が上昇しなかった。薬が必要なくなったと考えてよいか？

降圧薬を中止しても血圧が上がらない場合には，降圧薬が必要でない場合と降圧薬中止後も薬の効果がまだ続いている場合との2つが考えられる。

飲んでいた降圧薬が不要になるケースとしては，服薬を開始した頃に高血圧の原因となっていた悪い生活習慣（過剰な食塩摂取，強いストレスなど）が是正された場合が考えられる。しかし，こうしたケースは多くはない。

「薬を中止しても血圧が上昇していない」場合の多くは，降圧薬の効果がまだ続いている場合である。降圧

薬を中止して，どのくらい経ってから血圧が上がってくるかは，一人一人で大きく異なる。翌日から上がり始める人もいるが，数日以上経ってから上がってくる人もいるので，薬を飲まなくなった翌日や翌々日に血圧が上昇してこなかったから薬は不要と判断することは危険である（12章-3）。

降圧薬を服薬中に低めの血圧が持続したときに「薬を中止しても大丈夫か」を判断するため，試験的に薬を減量もしくは中止することがあるが，あくまでも医師の指示に従って行うことが必要である。

　高血圧で困ることは，高血圧が続くと血管が障害され動脈硬化が進み，最終的に脳卒中や心筋梗塞などをおこすことである。高血圧が長く続けば続くほど動脈硬化が進む。早期から高血圧を治療すると，若々しい血管を維持することができるが，長く高血圧が続いた後に降圧薬を開始して血圧を正常に保っても，それまでに進んだ動脈硬化を元に戻す（血管を若くする）ことはできない。そのため，その後に加齢などによって進行する動脈硬化によって脳卒中や心筋梗塞をおこす危険が高くなる。高血圧が長期間続いた後であっても血圧を正常化する意味はあるが，動脈硬化が進む前に高血圧を発見し，早期から生活習慣を修正して，降圧薬によって血圧を下げておくことが望ましい。

　高血圧治療での降圧薬の使用方法は，少量から始め，血圧の低下が十分でなければ増量し，降圧目標に達する薬の量を決めていくことになる。この方法は，血圧が下がりすぎることを避け，安全に降圧を行ううえで必要なステップである。血圧が下がらなければ，薬が効かないのではなく，もう少し多い量（もしくは他の薬の併用）が必要と考えるべきである。最近の降圧薬は進歩しているので，きちんとステップを踏み降圧薬の量を調節していくことにより，ほとんどの場合目標とするレベルに管理できる。

　ただし，高血圧の原因によっては十分な降圧ができないこともある。また，食塩の過剰摂取・ストレスの多い生活など生活習慣の是正が十分できないときにも，目標血圧に達することが難しくなる。そうした人では，高血圧による脳卒中や心筋梗塞をおこす確率が高く，高血圧治療を最も必要とされる人が多く含まれる。降圧薬を増やしても血圧が十分に下がらない場合には，生活習慣を再度見直すことや，高血圧や循環器内科，腎臓内科の専門医を受診して二次性高血圧がないかなど高血圧の原因を精査してもらうことが必要になる。

降圧薬について理解してもらうために

降圧薬の働き方を知ってもらう

　薬を飲みたくないという住民のなかには，「薬は身体にとってよそ者，できれば飲まないほうがよい」など薬に対して負のイメージをもっている人が少なくありません。このような人には，薬の作用，効果を説明し，薬が自分の身体の中でどんな働きをしてくれるのかイメージをもってもらうことが大切だと思います。

　たとえば，カルシウム拮抗薬を例にとってみます。まず，「身体の中にあるカルシウムというと何をイメージしますか？」と問いかけてみます。問いかけが大事です。問いかけられることによって，住民が主体的に考えるきっかけになりますし，住民の関心の程度，理解の程度がわかります。「骨密度」と答える人が多く，カルシウムと血圧との関係をイメージされる方は少ないと思います。「カルシウムは筋肉の伸び縮みに関係しているんです。動脈の周りの壁は筋肉でできていて，カルシウムの作用で血管が縮んで血圧を高くするんです。血圧の薬で一番多く使われているのが，"カルシウム拮抗薬"という薬で，カルシウムの働きを調整することで，血管をリラックスさせて血圧を下げてくれます」と，カルシウム拮抗薬の作用のイメージをもってもらいます。

　この他，アンジオテンシン変換酵素阻害薬（ACE阻害薬）やアンジオテンシンⅡ受容体拮抗薬（ARB）などアンジオテンシンⅡという血管を収縮させるホルモンの作用を抑える薬を飲んでいる人もいます。そうした人には図「高血圧は腎臓をどのように傷めるのでしょうか？」を使って，薬の働きを説明します。

　腎臓では，輸入細動脈と輸出細動脈の収縮の程度を調節しながら，血圧が変動しても毛細血管の中の圧（糸球体血圧）を一定に保つようにしていますが，糖尿病や肥満，メタボリックシンドロームなどがある人は，輸入細動脈が傷んで伸びきったゴムのように太くなってしまうため，糸球体血圧が高くなり，糸球体の障害が強くなります。輸出細動脈を収縮させるアンジオテンシンⅡの作用を抑える降圧薬を使うことで糸球体血圧が下がり，腎臓が守られます。

　身体の中で血圧を下げ，また，腎臓を守っている薬の頼もしいイメージをもてると，降圧薬に対

図　高血圧は腎臓をどのように傷めるのでしょうか？

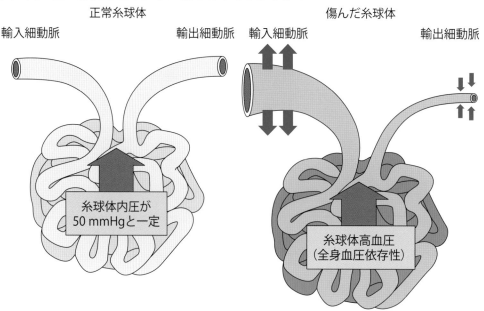

糸球体には毛細血管の束があり，毛細血管の中を流れる血液が濾過されて，尿のもととなる原尿が作られる。輸出細動脈の収縮にはアンジオテンシンⅡという血管を収縮させるホルモンが関係している。

する抵抗感も減っていきます。

生活習慣の改善と服薬との関係を確認する

　　生活習慣の改善と薬物療法との関係を理解してもらうことも大切です。生活を改善しても血圧が目標レベルに達しないときや，合併症がある場合に降圧薬が勧められます（7章　自主研保健師の実践紹介―高血圧の治療について簡単に理解してもらうために―参照）。

血圧を正常化することのメリットを確認する

　　最後に「昔と比べて脳卒中で亡くなる人が少なくなったと思いませんか？　重い後遺症をもった人を見かけることも少なくなったと思いませんか？　それは日本人の血圧が低下してきたからなんです。なぜ低下したかというと，それは食塩の摂取量を減らしてきたことと，薬の果たした役割が大きいんです。高血圧による死亡や寝たきりを減らしたいという願いのもとで，世界中で研究され，多くの人たちが安全性や効果の検討に参加してきたから，いい薬ができてきたんですよ」という保健師の思いを伝えます。

SUMMARY

　高血圧であっても降圧薬を飲まない理由として降圧薬の副作用に対する心配をあげる人が少なくない（1章-4，巻末付表1）。

　長く飲み続ける薬であり，2種類，3種類の薬剤を服用することも少なくないため，副作用を心配する気持ちは理解できる。しかしながら，高血圧が生命やQOLを冒す危険な疾患であること，降圧薬の副作用の多くは早期に発見し中止もしくは減量することで大きな問題になることが少ないことなどを考えると，副作用が心配だから服薬しないという判断が妥当とはいい難い。

　降圧薬の副作用との向き合い方を考えるうえで，降圧薬のもたらす利益と副作用などによる不利益とのバランスについて理解しておくことは必須である（13章-1）。

　降圧薬の副作用といわれるもののなかには，降圧薬による降圧作用そのものを不快に感じ，副作用としている場合もある。そうした不快な症状について考える場合，降圧薬がどのように血圧を下げているかを理解しておくことが副作用との向き合い方を考えるうえで重要である（13章-2）。

　降圧薬の副作用として患者から訴えのある症状には，①降圧薬の作用に関連する症状，②降圧薬の作用とは関係ない症状とがあり，それぞれで対応の仕方が異なる。

　降圧薬の作用に関連する症状には，①血圧の下がりすぎによる症状（ふらつき，立ちくらみ），②血圧を下げる作用と関連する症状（頻尿，浮腫，徐脈，頻脈，ほてり感），③降圧作用と関係しない症状（空咳，気管支喘息，耐糖能異常）がある。

　降圧薬の作用とは関係ない症状として，アレルギーや細胞毒性で生じる症状（薬疹，肝障害，腎障害，骨髄抑制など）と，降圧薬服用と関係ない症状（偶然同じ時期に罹患した病気による症状）とがある（13章-3）。

　何かの理由で食事摂取量が少なくなると，脱水状態となって血圧の低下がおきやすくなるが，降圧薬服用中は血圧低下の程度が強くなる。降圧薬を服用している人は，下痢や食事摂取量が低下するなど体調が良くないとき（シックデイ）の降圧薬の服用について，あらかじめ医師と相談しておくことが望ましい（13章-4）。

13章-1　降圧薬のもたらす効果と副作用による不利益とのバランス

　医療技術の進歩は多くの疾患の治療を可能にしてきたが，一方で，新しい医療技術によって生じる好ましくない作用（副作用など）をもたらしている。たとえば，胃カメラ検査に伴う出血などの偶発症（医療行為に際して一定の確率で発生する医療関連有害事象）は検査に細心の注意を払っても一定の確率で生じるため，検査を受けるにあたってはそのことを理解して検査を受けることを求められる。検査で受けるメリット（病気の原因がわかり早期の治療につながるなど）に対して，そうした好ましくないことがおこる頻度が少ないため，偶発症を理由に胃カメラ検査を避ける人はきわめて少数である。肺炎に使用する抗菌薬についても一定の割合で下痢，薬疹などの副作用が生じているが，肺炎のときに抗菌薬を使用することを拒否する人はほとんどいない。多くの医療行為で，副作用を伴うことを知りながらその治療を受け入れているのは，副作用よりもその治療による利益が多いことが理解され

ているからである。

　降圧薬についても降圧薬による利益と不利益を比較して，服用が検討されるべきである。医療者は，現在の日本人にとって高血圧が死亡や寝たきり，認知症などの最大の危険因子であり，降圧薬で血圧を正常にすればそれらの危険を減らすことができること，降圧薬の副作用として重篤なものは少ないことなどを理解しているために，必要があれば降圧薬を服用するのは当然と考える。一方，高血圧患者は自覚症状がない状況で，長期にわたって降圧薬を飲み続けることに抵抗感を感じ，「降圧薬を服用して調子が悪くなった」という話を聞けば，降圧薬に対する拒否感が強くなる。医療者と患者とが降圧薬による利益と不利益について，同じ情報をもとに考えているとはいえないのが高血圧パラドックスの原因の一つであろう。医療者と患者との降圧薬による利益と不利益に関する考え方のギャップを埋めることは，高血圧対策を有効にするために重要

である。

降圧薬による利益と不利益，それらにかかわる問題点を整理すると以下のようになる。

降圧薬による利益は，高血圧を治療することで，脳卒中や心筋梗塞，認知症などの発症を減らし，結果的に，それらによって生じる死亡や要介護になる危険を取り除くことができることである。ただし，高血圧は症状がないまま血管の障害を進めるために，高血圧による身体への悪影響を自覚できるのは脳卒中などの脳心血管病が発生してからとなる。自覚症状が出てから降圧薬を始めるのでは遅すぎることから，早期に発見し，早期から降圧薬服用を始める必要があるが，自覚症状がない段階では降圧薬服用の必要性が自覚しにくいという問題がある。

降圧薬服用の不利益としては，通院・服薬という煩わしさや経済的負担に加え，降圧薬による好ましくない症状（副作用を含む）が生じる危険があることである。一般的に薬剤による副作用としてあげられることが多いものは，薬剤に対するアレルギーや細胞毒性の

結果としての薬疹，肝障害などであるが，これらの頻度は，降圧薬で特に高いとはいえない。降圧薬の副作用として多くあげられるもののなかには，血圧を下げるための作用（尿量増加），降圧作用そのもの（血圧の下がりすぎ），降圧作用に対する身体の反応（頻脈）などによる不快な症状も少なくない。これらは降圧作用そのものであり，一般的な意味での副作用とは異なる。こうした症状のほとんどは降圧薬の減量や変更で消失する。しかし，こうした不快な症状の出る理由や簡単な対応策があることが十分理解されず，副作用を心配して降圧薬を飲みたくないという人が多いのが現状である。

高血圧を指摘されながら受診しない，また，積極的に薬を飲もうとしない住民が少なくないこと，診療現場で医師が1人の患者にかけることのできる時間の短さなどを考えると，保健指導は降圧薬による利益と不利益について，十分な理解を得る貴重なチャンスであり，高血圧パラドックスを解消するうえで大きな役割を果たすことが期待される。

13章-2　降圧薬はどのようにして血圧を下げるか

降圧薬服用による好ましくない作用について理解するためには，降圧薬が血圧を下げるメカニズムについて簡単に理解しておくことが有用である。血圧は心臓から送り出される血液量（心拍出量）が増加したり，血管径が細くなることで上昇する（3章-1）。

降圧薬が血圧を下げるのは，血管を拡張させたり心拍出量を減少させるからである。それぞれの降圧薬が血圧を下げる代表的な作用機序をあげると，血管を拡張させる作用として，①直接血管を広げる（カルシウム拮抗薬），②血管を収縮させる交感神経を抑制する（α遮断薬），③血管を収縮させるアンジオテンシンⅡ

の作用を阻害する（ACE阻害薬，アンジオテンシンⅡ受容体拮抗薬（ARB））などがある。心拍出量を減少させるのは，①心臓に作用する（β遮断薬），②循環血液量を減少させる（利尿薬）などがある。

大まかにまとめると，①尿中への食塩排泄を増加させて循環血漿量を減らすことで血圧を下げる利尿薬と，②直接，もしくは交感神経や血管収縮ホルモンの作用を抑制することを介して心臓の収縮力を弱めたり，血管を拡張させて血圧を下げるカルシウム拮抗薬やα遮断薬，β遮断薬，ACE阻害薬，ARBなどに分けられる。

13章-3　降圧薬の副作用として訴えられる症状

降圧薬の副作用として訴えられる症状を分類する（表）と，降圧薬の作用に関連するものと，アレルギーや細胞毒性によって生じるもの，降圧薬の服用とは関係ないものの3つに大別される。

降圧薬の作用に関連するものは，さらに血圧の低下に関連するものと関連しないものとに分けられる。

血圧の低下に関連するものとしては，血圧の下がりすぎによる症状としてふらつき，立ちくらみ，などがある。これらは急速な血圧の低下，もしくは収縮期血圧が100未満になったときなどに生じやすい。これら急速もしくは過度の降圧による症状は，血圧を下げる

本来の作用が強く現われたものであり，降圧薬の種類の変更や減量，もしくは降圧薬を少量で開始することで回避できる。

降圧薬の作用によって生じる「血圧の下がりすぎ以外」の好ましくない症状のなかには，「利尿薬による頻尿」のように降圧作用と直接関連した症状がある。利尿薬は尿中に食塩と水を排泄することで血管内を流れる血液量を減少させ，血圧を下げようとするが，この際尿量が増えるためトイレに行く回数が増える。トイレに行く回数が増えることを「薬が効いていると感じる」人にとっては副作用とはならないが，「トイレが近

表　降圧薬の副作用として訴えられる症状

(1) 降圧薬の作用に関連する症状
　1) 血圧の下がりすぎ：ふらつき，立ちくらみ
　2) 血圧を下げる作用と関連する症状：頻尿（利尿薬），浮腫，徐脈（β遮断薬），
　　 頻脈（カルシウム拮抗薬），ほてり感（カルシウム拮抗薬）
　3) 降圧作用と関係しない症状：空咳（ACE阻害薬），気管支喘息（β遮断薬），
　　 耐糖能異常（利尿薬）
(2) アレルギーや細胞毒性で生じる症状
　　 薬疹，肝障害，腎障害，骨髄抑制など
(3) 降圧薬服用とは関係ない症状
　　 偶然，同じ時期に罹患した病気や体調不良による症状

くなったことを不快に感じる」人にとっては，副作用と感じられる（Q&A 13-2）。また，「降圧薬が血管を拡張させるために生じるほてり感や浮腫」，「降圧薬が心拍出量を減少させようとして生じる徐脈」，「血圧が下がったことへの身体の反応として生じる頻脈」など，降圧作用の結果として生じる症状が副作用として訴えられる場合も少なくない。

　こうした降圧作用に関連した症状のおこりやすさは降圧薬の種類によって異なるため，降圧薬の量や種類を変更することで軽減・消失させることができる。

　降圧薬の作用によって生じる好ましくない症状は，降圧とは関連しない作用を降圧薬がもっている場合にもおこる。たとえば，利尿薬による血糖上昇，ACE阻害薬による空咳，β遮断薬による気管支喘息などである。これらの副作用は服薬を中止すれば回復する。

　降圧薬に対するアレルギー作用や細胞毒性によって薬疹，肝障害，腎障害，骨髄抑制（好中球減少，貧血，血小板減少）などが発症することもある。こうした反応は薬剤の作用機構とは関係なく，身体にとって異物である薬が体内に入ったことで生じる副作用であり，薬剤を中止することでほとんどの場合は回復する。風邪薬なども含め，どの薬剤でもおこりうるものであり，降圧薬で生じる確率が高いということはない。肝

機能障害や白血球減少などが生じる頻度は0.1から1％未満（100人から1,000人に1人）とされている。薬疹が出た場合にはまず中止して主治医に相談する必要がある。服薬中（特に飲み始めの時期）は血液検査や尿検査を繰り返し，肝機能障害や貧血の出現などの副作用を早期に発見することで，重篤な副作用に発展することを防ぐことができる。

　降圧薬の副作用として訴えられるもののなかには，降圧薬の服用そのものと関係ない症状も副作用として誤解されることもある。降圧薬が開始される状況を考えてみると，高血圧とは関係のない他の病気で受診した際に，高血圧に気づかれ降圧薬が開始されるという場合も少なくない。こうした状況で，降圧薬内服後になんらかの症状が出現した場合，「受診のきっかけとなった病気による症状」である場合も少なくない。また，降圧薬は長期間服用されるため，その服用中に新しく病気に罹ることも少なくないが，新しく生じた病気による症状を「副作用ではないか」と心配される場合もある。

　降圧薬は多くの人に飲まれている薬であり，どのような副作用が出るかについてはよく知られている。また，ほとんどの副作用は降圧薬の中止や変更で消失するので，「降圧薬の副作用ではないか」と心配する症状が出たときには，主治医に相談することが大切である。

13章-4　シックデイ（調子の悪い日）の降圧薬

　糖尿病においては，発熱，風邪などの感染症や下痢，腹痛などで調子が悪い日（シックデイ）に血糖コントロールが乱れ，糖尿病が悪化したり低血糖になったりすることが多いことから，シックデイの対応の仕方について教育されることが多い。

　高血圧治療の分野でシックデイという言葉は広く使われてはいないが，調子の悪い日の対応に注意しておくべきことはある。たとえば，下痢や嘔吐が続くときや食事摂取量が減少したとき（食塩摂取量も減少する）

には脱水となり血圧が下がり気味となる。このとき利尿薬を飲み続ければ血圧が下がりすぎることになりかねない。特に，高齢者では血圧が少しでも下がりすぎると食欲が低下するため，血圧がさらに低下するという悪循環に陥り，ときに意識障害が生じることもある。

　高血圧患者が服用している降圧薬の種類や量はさまざまであり，一律のシックデイ対策は提示できないが，次のようなことを心がけることは大切である。

　①風邪などで食事量が減少したり，急な下痢が生じ

たときには，血圧が下がりすぎる危険があることを知っておく。シックデイのときには降圧薬を飲み続けてもよいか中止するか，主治医の判断を仰ぐ必要がある。シックデイの降圧薬の飲み方についてあらかじめ主治医と相談しておくことが望ましい。

②シックデイには血圧を測定し，過度の低下がないかチェックする。日頃から家庭血圧を測定し記録しておくと，シックデイに血圧が下がりすぎているかどうか判断しやすい。

③食事摂取量が減少したときは，「減塩」を一時ストップし，食塩濃度の高い食事にすることで，食塩の摂取量が過度に減少しないようにする。食事摂取量が減少すると，食事として摂っていた水分も減少することから，水分の摂取も意識的に多くするよう心掛ける必要がある（9章-11）。

Q&A 13-1　副作用を心配し降圧薬を飲まないという声にどう対応するか？

副作用を心配し降圧薬を飲むことを躊躇する住民と接するときは，次の点を念頭に置きたい。

1）薬を飲まなければ薬の副作用はない，しかし，降圧薬の恩恵も受けられない。高血圧が持続することによる不利益と，降圧薬による好ましくない症状との天秤にかけて服薬を考える必要がある（13章-1）。

2）降圧薬の副作用として患者さんが気にする症状のなかには，血圧を下げようとする作用の結果そのものであったり（血圧の下がりすぎ，尿量が増える），降圧薬のもつ作用から予測される症状（徐脈，浮腫，ほてりなど）であるものが多い。降圧薬によってどのような作用が強く出るかわかっているので，そうした症状が不快の場合には他の降圧薬を選択することで症状は消失する（13章-3）。

3）多くの薬と同様，降圧薬も身体にとっての「異物」であり，「アレルギー作用や細胞毒性による薬剤の副作用（薬疹，肝障害など）を生じる」こともあるが，降圧薬でその頻度が高いわけではなく，薬剤の中止で消失し，服薬前の状態に回復することがほとんどである（13章-3）。

4）降圧薬による副作用が重篤になることは少ないとはいえ，薬の副作用に対する不安は服薬継続の大きな妨げになる。降圧薬の服用が可能となるよう，副作用の種類，頻度，副作用による不利益を最小限にするためにできることなどについて，十分な理解を得ることが重要である。

Q&A 13-2　「降圧薬を飲むとトイレ（尿）の回数が多くなるので，飲みたくない」という人にどう対応するか？

降圧薬を飲み始めて以降にトイレに行く回数が増え，「薬の副作用ではないか」と心配する人は少なくない。降圧薬の一つである利尿薬は（その他の一部の降圧薬も）尿中に食塩の排泄を増やして血圧を下げようとするが，このとき尿量も増加し，その結果排尿回数が増える。

利尿薬（その他の一部の降圧薬）によって尿回数が増えた場合，その薬がもっている作用が発揮され血圧を下げることになるので，副作用ではなく薬の降圧効果に関係した好ましい効果である。多くの場合尿の回数が増えるのは日中の時間帯であり，トイレに行く回数が増えただけと感じられる人には，副作用ではなく，食塩を尿中に多く出して血圧を下げているということを理解してもらうことで継続は可能である。

一方，夜間の尿の回数が増加したり，日中でも頻繁にトイレに行けない生活環境（仕事場も含め）にある人にとっては苦痛となり，服薬の継続が難しい。こうした場合には，利尿薬の減量，服薬時間の変更，降圧薬の種類の変更などで日常生活への影響を減らすことができる場合もあるので，かかりつけ医に相談するとよい。ただしトイレの回数が多くなる理由には，高血圧による腎機能の悪化や膀胱容積の減少など，降圧薬と関係ないことが原因となっていることもあるので，降圧薬の作用の結果かどうかについても相談することが望ましい。

高血圧や降圧薬との付き合いは長い期間になることが多いので，「トイレの回数が多くなった」ことについても，住民がその理由を納得して降圧薬を継続できる，もしくは降圧薬の変更などによって，快適な日常生活を送りながら血圧を目標レベルに管理できる状態にする必要がある。

Q&A 13-3 「降圧薬を飲むと立ちくらみが生じる」という人にどう対応するか？

座った姿勢や寝ていた姿勢から急に立ち上がったとき，頭から血が引いていく感じ（目の前が真っ暗になる感じ），ふらつきなどが出現し，さらに進むと冷や汗が出たり，気が遠くなり，意識を消失することがあり，"立ちくらみ"と表現されることが多い。これは，血圧が低下し脳血流量が不足するために生じる症状である。脳貧血と表現されることがあるが，一般にいう貧血とは異なる（貧血は血液の中の赤血球濃度が薄くなった状態であるが，脳貧血は脳を流れる血液量が減って酸素不足になった状態であり，血液検査での貧血がなくても脳貧血はおこりうる）。

寝た姿勢や座った姿勢から立ち上がると，血管の中の血液は重力の影響で下肢のほうに集まることとなり，心臓より高い位置にある脳に十分な血液がいきにくくなる。健常人ではこうしたときに交感神経が活性化され，血管を収縮させることで下肢に血液が集まるのを防ぎ，血圧を維持して脳への血液の流れを確保する。そのため健常人では立ちくらみは生じにくい。しかし降圧薬服用中には，降圧薬によって血管収縮が抑制されていることが多いため，起立時の血圧低下を防ぐ反応がおこりにくく，立ちくらみがおこりやすい。

朝の起床時など長時間臥床した後や入浴時に体が温まっているとき，排便・排尿時など副交感神経の活動が高まっているときなどでは，健常人でも起立時の血圧低下がおこりやすいが，降圧薬を服用している人ではこうした場合に一層立ちくらみがおこりやすい。

立ちくらみ（起立性低血圧による症状）がおこったときは，元の姿勢に戻る，もしくは「しゃがむ」ことで脳への血流が回復するため，症状はすぐに消失する。軽度の場合には遅れて血管収縮反応がおこるため自然に改善するが，回復が遅れると脳血流量減少による意識障害が生じて転倒することもある。転倒による怪我を防ぐため，立ちくらみを感じたら，元の姿勢に戻る，しゃがむ，転倒しないように何かにつかまる，などの対応をとることが必要であり，多くの場合，こうした対応で自覚的な症状は改善する。その後に，ゆっくり立ち上がるようにすると，問題なく立ち上がることができる場合が多い。

立ちくらみのおこりやすさは，降圧薬の種類や量，血圧を下げる速度，血圧の低下の程度，日常の動作（急に起き上がるなど），などによって強く影響される。立ちくらみが落ち着いたところで血圧を測定・記録しておき，次回診察時，血圧の記録とともに立ちくらみのあった状況をかかりつけ医に報告することが望ましい。

糖尿病その他の病気で交感神経の機能に異常がある人では立ちくらみがおこりやすいため，繰り返し生じるときには，そうした神経の病気が隠れていないか，かかりつけ医にみてもらう必要がある。

体調の悪いとき（13章-4）には，立ちくらみがおこりやすいので，十分な注意が必要である。

立ちくらみは，日常動作への注意（ゆっくり立ち上がるなど）と降圧薬の見直しなどで改善できる。立ちくらみを理由に降圧薬服用を中断されることがないよう，立ちくらみがおこる理由や対処法などを理解してもらうことが大切である。

シックデイの対応

　後期高齢者やeGFR 40〜45以下の方では，シックデイで腎機能低下が強くおこってしまう場合もあるので，食事や水分が極端に摂れなくなったときには，1日も待たずに早めに連絡をくれるよう，伝えています。点滴をすることで極端な腎機能低下を避けることができる場合があるからです。

（宮崎　正信）

転倒の原因にもなりうる飲酒後の過降圧に注意を

　付き合いなどでまれに飲酒される方や，いつもの酒量を超えて飲みすぎた場合などでは，アルコール摂取による血管拡張，吐き気などがおこり，その結果，副交感神経の緊張などが生じて血圧低下と徐脈が生じ，それらが重なるために過降圧による失神，転倒の危険が高くなります。降圧薬を飲んでいる人は，特に飲みすぎに気をつけていただきたいと思います。また，過降圧の不快な症状に遭遇したときには，その前にアルコールの飲みすぎがなかったか振り返ってもらうことも大切です。

（山縣　邦弘）

降圧薬に不安を示す患者さんへの対処法

　患者さんが降圧薬治療に関して発する，一見合理的なさまざまな疑問の裏には，「自分が薬物療法を要する病気であることを認めたくない」本心が隠れています。一方，多くの患者さんは今まで何度か高血圧を指摘され医療機関受診を勧奨されており，「そろそろ薬を飲まないとマズいかな」とも思っています。医療者はそうした葛藤を理解し，内服治療に踏み出すために背中を押してあげる工夫が必要です。

　当院では高血圧患者さんに対して，「降圧薬は単に血圧を下げる薬ではなく，血圧の改善によって全身の血管を守り，脳梗塞や心臓発作，透析導入（慢性腎臓病の場合）を抑える薬です」と説明します。そして「降圧薬にはさまざまな種類があり，それぞれあなたとの相性も違うので，まず1種類飲んでみて，効き方を教えてください」と内服を勧奨します。内服に納得せず，「しばらく自分で努力したい（肥満の減量，減塩など）」という場合は，自助努力を一定期間行った後，家庭血圧結果により再度内服を勧奨します。「今は性能の良い降圧薬がありますから，血圧はお薬に任せて，時間をもっと楽しいことに使われたらいかがですか？」と勧奨することもあります。「降圧薬治療は，あなたにピッタリの，既製服ではない服を作るようなものです。季節や体調，血圧の具合により内容を調節したり中止することもあります。最適なお薬が決まるまで少し時間がかかりますが，希望をもって治療しましょう」と申し添えます。

（磯崎　泰介）

降圧薬の副作用について理解してもらうために

住民が降圧薬を飲みたくない理由を理解する

　　　血圧が高い人のなかには，血圧の薬を飲むことに抵抗感を感じる人も少なくありません。飲みたくない理由を聞いてみると，「飲み始めたら，一生飲まなければならなくなるから嫌だ」，「薬を飲んだら調子が悪くなった」，「薬の副作用が心配」など，いろいろな理由を話します。こうした人への保健指導では，何故，降圧薬を飲みたくないのか，住民の気持ちや考えに沿った保健指導が必要になります。

降圧薬の安全性は長期間多くの人で確認されている

　　　薬の副作用に関する不安については，十分に話し合うことが必要です。13章-1を参考に降圧薬のほとんどが発売後10年以上にわたって多くの人に使用され，安全性の高い薬の一つであること，中止すればほとんどの副作用が消退することなどをお話しするとともに，薬の機序についても十分説明し（12章　自主研保健師の実践紹介参照），副作用も含めて薬を理解していただくことが，薬の副作用に対する不安の軽減に役立つと思います。

「薬を飲んだら調子が悪くなった」という人がいたら

　　　治療を中断してしまう理由のなかに，「薬を飲んだら調子が悪くなった」というのもよくあります。一般に，薬の副作用といわれるものでは，薬が身体に"毒"として働き，薬疹や，肝障害，腎障害などをおこすものをいいますが，住民の「薬を飲んだら調子が悪くなった」という訴えの大部分は，こうした薬の副作用ではなく，降圧薬が血圧を下げようとして，血管を拡張させたり，尿量を多くすることによって生じるむくみ，ほてり，頻尿などの症状や，薬が効きすぎて血圧が下がっておこる立ちくらみなどです。

　　　たとえば，カルシウム拮抗薬の場合「体がほてる」ということをよく聞きます。カルシウム拮抗薬は血管を広げるので，血液が手足の末端にまでよく流れていって，暖かくなる，ほてるんです。時にむくみになります。血圧を下げる働きが効いているためにおこる症状であることを，降圧薬の作用とからめて話してあげると安心されます。また，こうした反応は薬の種類や量によって出やすい薬と，そうでない薬があることを知ってもらい，不快な症状が強く出るときには降圧薬の種類や量を変えてもらうことで消失することを伝えることにしています。

　　　できれば薬を飲み始めたときに，このような症状が出る可能性があることを事前に伝えておくことで無用な不安から薬を中断してしまうことを防ぐことができると思います。

「薬を飲んでも値が変わらなかったのでやめた」という人がいたら

　　　「薬を飲んでも値が変わらなかったのでやめた」と住民から言われたら，皆さんどうですか？

　　　降圧薬の種類によってその強さも違います。高血圧の原因によっても，降圧薬による下がりやすさもいろいろです。医師は下がりすぎを避けるため，少量の降圧薬から始め，血圧の下がり具合をみながら薬の量や種類，組み合わせを調整しようとします。こうした降圧薬の使い方について大枠で知ってもらいます。「先生は，薬を飲んでも血圧が下がらなかったら，薬の量を増やしたり，他の薬との組み合わせを考えてくれますよ。○○さんにちょうどよい薬の種類や量が決まっていくんです。血圧の薬もいろいろな種類と組み合わせがあるんですよ」と伝えます。

SUMMARY

高血圧は自覚症状がないうえ周辺にも多くの高血圧仲間がいるため，"赤信号みんなで渡れば怖くない"状態になりやすく，高血圧パラドックスの一因となっている。

高血圧患者が高血圧による不利益，早期発見(健診受診)の重要性，高血圧との向き合い方などについて理解し，高血圧にしっかり向き合うことが，健康長寿を達成するために最も大切なことであると考えられるようサポートすることが，かかりつけ医やコメディカルの最も重要な役割である。

高血圧にとって悪い生活習慣(塩分の過剰摂取，運動不足，ストレスの多い生活，過剰飲酒，喫煙など)は，高血圧が発見されるまでの長い期間に身についたものであり，その修正は容易ではない。さらに，降圧薬の服用や定期的な受診を長期間継続することも，忙しい生活のなかで一定の努力が必要なことである。生活習慣の修正や服薬の継続ができるよう，具体的なアドバイスを含めサポートすることが，かかりつけ医とコメディカルのもう1つの役割である。

かかりつけ医は診療の場で，メディカルスタッフは保健指導，栄養指導，服薬指導の場で，それぞれサポーターの役割を果たそうとしているが，それぞれの役割が最大限の効果を生むためには，連携が必要である。生活習慣の修正や降圧薬の服用などに対するサポートや指導すべきことの基本的な考え方については，高血圧治療ガイドライン2019を中心に置くことで方向を一致させることができる。しかし，降圧薬開始の時期，降圧のスピード，降圧目標などは，年齢，合併症の有無などによって個人個人で異なるうえ，生活習慣修正の目標，修正方法などもまた，生活環境，生活スタイルによって大きく異なる。かかりつけ医やメディカルスタッフによるサポートや指導の具体的な内容が異なることなく，一人一人に合った形で同じ方向を向いた指導やサポートができるためには，かかりつけ医やメディカルスタッフ間の緊密な連携が求められる。

かかりつけ医，メディカルスタッフの連携を強めるために，①個々の患者について必要なときに気楽に相談し合える環境を作ること，②地域の実情に応じた，高血圧管理についての基本的な方針，連携の仕組み(健診からの紹介基準や，保健指導，栄養指導，服薬指導などの依頼やフィードバック)を作ることなどが期待される。

地域での高血圧対策には，高血圧の発症や重症化のリスクが高い集団を対象にしたハイリスクアプローチと，社会全体を対象としたポピュレーションアプローチがある。重症化する確率の高いハイリスク集団に対する重症化予防の取り組みが重要であることは確かであるが，高血圧の基準に該当しない正常高値血圧や高値血圧に該当する集団の数が多いこと，そうした血圧レベルでも脳血管疾患のリスクがあることを考えると，地域全体を対象としたポピュレーションアプローチも重要である。

Q&A 14-1 降圧薬について保健指導をしようとしたら，「医師から降圧薬は飲まなくてよいと言われている」と言われたが，どう対応すべきか？

この住民の健診時の血圧は165/85であった。医師が「降圧薬を飲まなくてよい」と言った際の状況によっては，「今回の健診で血圧が165/85であったことを次回受診時にかかりつけ医に伝えてください」とするのみで「降圧薬を飲む必要があります」といった保健指導が必要でない場合もありうる。たとえば，診察時の血圧が時に高いことがあっても，定期的に測定している家庭血圧がいつも正常であることが確認されている場合などである(4章)。

しかし，必ずしもこうした場合ばかりではない。「降圧薬を飲む必要がない」と言われたのは数年前であるかもしれないし，言われたときの血圧は140/85程度であって「今は降圧薬を飲まなくてよい。まずは生活習慣の修正をしてください」と言われたのかもしれない。住民の言う「医師の言葉(判断)」が必ずしも医師の判断・指示を正確に伝えていないことはしばしばある。

「165/85の血圧であっても，降圧薬は必要がないと医師が言うのはどういう状況であろうか」を考え，その状況に合致しているかを考えてみることは，住民が高血圧をより深く理解し，高血圧に向き合う姿勢がよ

り望ましいものに変わるきっかけとなる可能性がある。

たとえば医師が高血圧治療ガイドライン2019に推奨されているとおりに降圧薬投与を開始しないこともある。生活習慣に問題が多い患者の場合，「一生を通じて高血圧と向き合えるようになること」をかかりつけ医が優先し，ガイドライン上は降圧薬の適応がある場合でも，敢えて生活習慣修正のみで経過をみることもありうる。生活習慣の修正によって血圧が下がれば，住民が生活習慣修正の継続の意思を強めることに役立つうえ，より少ない降圧薬で管理が可能になるであろう。逆に，生活習慣の修正に努力しても降圧が十分でない場合には，住民が「自分にとっては降圧薬が必要」と実感し，降圧薬の服用を受け入れやすくなる。こうしたかかりつけ医の意図を知ったうえで保健指導や栄養指導ができれば，より説得力のある指導となるであろう。

高血圧に対する保健指導では，高血圧治療ガイドライン2019にある高血圧管理計画（7章-5 図）を念頭に置きながら，この住民が管理計画のどの位置にあるのかを検討し，管理計画から外れた位置にある（降圧薬が処方されているべきなのに処方されていない）場合にはその理由は何かを，住民と一緒に確認できれば，その作業自体がこの住民に対する高血圧の保健指導（降圧薬を含め）となるであろう。

こうした作業をしても，高血圧管理計画（7章-5 図）から外れている理由が理解できないこともあり，その場合には適切な保健指導は困難であろう。この住民に降圧薬が処方されない理由をかかりつけ医から聞くことができ，より適切な保健指導ができるようにするためには，日常的にそうしたことが気楽にできるよう，医師とメディカルスタッフとの医療連携の仕組みや環境を整える必要がある。

Q&A **14-2** 　健診時の血圧は高値であったが，「医師から薬について何も言われていないので心配する必要がないと思う」という住民にどう対応すべきか？

医師が過去にどのように発言したかは別として，特定健診の結果に対しては，厚生労働省の定めるルール「標準的な健診・保健指導プログラム（平成30年度版）」に従って，保健指導，受診紹介をすることを前提として，この問題を考えてみる。

「高血圧であっても，医師が何も言わない状況は何か」を考え，「今回の健診の場での高血圧でも同じように考えて，何も言わなくてもよいか」を考えてみることが必要であろう。Q&A 14-1 と同じことがここでも問題となるが，さらに，2つの考えるべきことが含まれている。

1つは，何も言わなかったとされる医師が，その住民の高血圧について責任をもつ立場の医師であるかどうかの問題である。一般論として，住民が1人のかかりつけ医をもち，そのかかりつけ医がその住民の健康問題のすべてに責任をもって対応する状況ができていることが望ましい。そうした関係がかかりつけ医との間に成立している場合には，医師から薬について何も言われていないのであれば降圧薬は不要と判断しても大きな問題はないと考えられる。

しかし，今日のわが国の医療状況では，「患者のすべてに責任をもつかかりつけ医」がいるとは限らない。複数の疾患を抱えている場合，呼吸器疾患はA医師に，消化器疾患はB医師にというように複数の内科医に受診している場合が少なくなく，呼吸器疾患や消化器疾患について責任をもつ医師はいるが，「患者のすべて

に責任をもつかかりつけ医」がいない状況である場合も多い。降圧薬の服用について，何も言わないとされている医師が，その住民の高血圧について責任ある立場にあるかどうかの確認が必要であろう。

住民のコメントについて考えるべきことの2つ目は，自分の健康問題に対する医師任せの姿勢であろう。「医師から降圧薬について何も言われていないので血圧のことを心配する必要がないと思う」という考えには，「通院していれば，自分の健康について医師がすべて良いようにしてくれるだろう」という医師任せの姿勢が見え隠れする。

血圧が高ければ，医師に対して「血圧が高いが自分は何をすべきか，降圧薬を飲む必要がないか」を尋ねるような姿勢を求めるべきであろう。住民が積極的に自らの高血圧に向き合うことになれば，医師の専門家としての知恵をより多く引き出すことができるし，積極的に向き合う姿勢のなかから，減塩や減量といった実践が難しい生活習慣修正の工夫が生まれるであろう。

高血圧などのように一生向き合うことが必要で，生活習慣の修正など患者自身が主体的に取り組むことが求められる疾患に対しては，自分の健康については自分が責任をもち，医師やコメディカルの知恵をより有効に利用するという姿勢を，住民にもってもらうことが必要であり，それをサポートすることが保健指導，栄養指導の重要な役割である。

Q&A 14-3 「薬代が負担となり通院を中断した」という住民にどのようなサポートができるか?

降圧薬は長期服用が求められることもあり,経済的負担が高血圧治療の継続を困難にしている場合も少なくない。高血圧は脳卒中や心筋梗塞の原因となることによって,患者の生命や生活の質(QOL)に大きく影響するのみでなく,医療費の大きな増大につながる。そのため,降圧薬の経済負担が理由で治療を放棄せざるを得ない患者に対して,治療を継続できる仕組みを作ることが求められる。「コンコーダンス医療を続ける方法」(12章-5)にも「医療の費用」についても話し合うことが勧められている。実際にはそうした視点での組織的な取り組みが十分なされているとはいえない状況ではあるが,高血圧治療の基本的考え方(生活習慣の修正をしたうえで,目標血圧に達しない場合は降圧薬を使う)に立ち返って,薬代を含め高血圧治療にかかわる費用の削減のためにできることを考える努力が求められる。

1つには,降圧治療には生活習慣の修正も大きな役割を果たしていることから,生活習慣の見直しをしてみることであろう。経済的に問題を抱える住民の場合,生活スタイル,生活環境にあったよりきめ細やかな生活習慣見直しの具体案を提案する必要がある。

降圧薬には受診にかかる費用に加え,降圧薬自体の費用がある。薬の価格は新しい薬ほど高い傾向にあるが医師は薬の効能の高さを求め新しく開発された薬を処方することが少なくない。しかし,薬による効能の差は,「薬代の差が負担になって服薬を中止せざるを得ない」という問題を引き起こすほど大きなものではない。

降圧薬によって費用が異なるという問題が診療の場で語られることは少ないが,医療費のために服薬継続に困難を感ずる患者について,費用を考慮して薬を選択するという考え方に賛成する医師は多いと考える。降圧薬の費用によって受診を制限される可能性のある患者については,患者自ら,もしくは医療機関のメディカルスタッフを通じて,「経済面をより強く考慮して,降圧薬を選択する必要がある患者である」ことをかかりつけ医に伝えることも部分的な解決策となる。

薬代を負担に感じている患者が増えている現状では,患者の経済的問題を共有し,より少ない負担で治療が継続できるよう,かかりつけ医,メディカルスタッフ,行政の保健師などによる連携システムを地域で作ることが望まれる。

Q&A 14-4 地域の保健師と医師が連携できるシステムを構築するには,どのようなことから始めたらよいか?

医師とメディカルスタッフとの連携システムを構築する努力が必要な時代である。特定健診を通じて高血圧の早期発見,保健指導などの仕組みが整ってきた現在,こうした連携システムを作るうえで,行政に属する保健師の役割は大きい。かかりつけ医とメディカルスタッフの連携システムを作っていくうえで,下記のようなことも参考になる。

1) 慢性腎臓病(CKD)診療や糖尿病診療で,かかりつけ医とメディカルスタッフの連携が進んでいる先進地区に学ぶ。

2) 地域の特定健診の結果を分析し,血圧や血糖などの管理の悪い住民がどれだけいるか,資料を作り活用する。行政の保健師がCKD対策,糖尿病対策,高血圧対策に興味をもってくれそうな医師を訪ねて特定健診の結果を説明し,現状の改善について相談したことがきっかけとなって,地域の連携システムが始まったところは少なくない。

3) CKD対策であれ,糖尿病対策であれ,血圧管理は重要な柱となる。地域に生活習慣対策関連の連携システムがあれば,そのシステムを血圧管理に活用するのが近道である。

4) かかりつけ医とメディカルスタッフの連携を後押しするために作成された「生活習慣病からの新規透析導入患者の減少に向けた提言」(日本腎臓学会ホームページ「診療ガイドライン」からアクセス可能)を活用する。

5) 診療連携に取り組んでいる医師は,他の地域で診療連携に取り組もうとする保健師・管理栄養士の動きに協力的であることが多いので,連絡を取って相談してみる。その地域で相談に乗ってくれる可能性のある医師を紹介してもらえる可能性もある。

6) かかりつけ医や勤務医の立場に立って考えてみた場合,地域住民の血圧管理の改善に取り組んでいる,もしくは取り組みたいと考えている保健師がどこにいるか,どこへ連絡したらよいかわからないというのが実状である。保健師・管理栄養士側からの働きかけも期待される。

Q&A **14-5** 地域での高血圧対策におけるポピュレーションアプローチとハイリスクアプローチについて，どう考えたらよいか？

高血圧の程度が強く，糖尿病その他の合併症も有する高リスク群は重症化の危険が高く，介入の費用対効果が良い，高血圧の問題を自分のことと受け止めやすいなどから，高血圧対策の対象にハイリスク群を選び保健指導などの対策の中心にしている地域は少なくない。

一方，高血圧の基準に該当しない正常高値血圧や高値血圧に該当する集団や，Ⅰ度高血圧に該当する人の数は多い。さらに，そうした血圧レベルでも脳心血管病のリスクがあること，リスクの低い集団から高リスク群が生まれることなどを考えると，地区全体としての高血圧の悪影響を克服する観点からは，こうした集団への介入の必要性も大きい。

高血圧管理によって予防できる脳心血管病死亡者の割合（PAF）はⅠ度高血圧が最も多い（**5章-5**）。これらから高血圧治療ガイドライン2019には，「高値血圧やⅠ度高血圧における生活習慣修正や高血圧発症予防対策がさらに重要になっている」と記載されている。

また，健康日本21（第二次）は循環器目標の設定（**7章-4**）を行い，ポピュレーションアプローチによって日本の脳心血管疾患の大幅な減少を目指している。図の

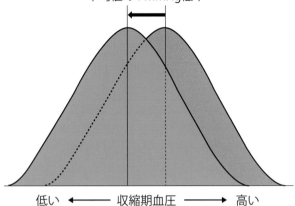

図　国民の収縮期血圧の分布を低い方向へシフトさせるポピュレーション戦略

（日本高血圧学会高血圧治療ガイドライン作成委員会：高血圧治療ガイドライン2019, ライフサイエンス出版, p11図1-7, 2019）

ように，日本人全体の収縮期血圧の平均を4 mmHg低下させることができた場合，日本人の脳卒中死亡者数は13％（18,000人以上）減少すると健康日本21（第二次）は試算している（**6章-5**）。地域での高血圧対策としてポピュレーションアプローチも重視すべきであろう。

多職種が参加する学習会の取り組み

　私は腎臓が専門で，CKD領域における地域の保健師とかかりつけ医師との連携を深めるために，以下のような取り組みを国保連合会と協力して行っています。私が取り組んでいる医療地区は，市町村合わせて人口約10万人程度です。年に2〜3回程度，国保連合会主催によるCKD学習会を開催しています。この学習会は，従来の講演会方式とは異なり，保健師さんや管理栄養士さんをはじめとする医療スタッフとかかりつけ医師が一緒になって，用意されたいくつかの症例について討論する会なのです。

　討論内容は，症例の病態や治療法，現在の問題点などであり，小グループに分かれて行います。討論で浮上した問題点を簡潔にまとめて発表し，それについてのコメントを出席した腎臓専門医，糖尿病専門医がそれぞれの立場から行っています。また，必要に応じて病態・治療法についてのミニレクチャーも併せて行ってもらっています。出席者からは知識と実践力が同時に養えるということで好評です。

　この学習会の最大の目的は，すべての医療関係者が問題点を共有すること，フェイス・トゥ・フェイスの関係(相手の顔が見える関係)を築くことであり，現在，このような試みを県内7か所で実践しており，その成果が徐々にみえ始めています。国保加入者のみの統計データになりますが，平成30年度に熊本県内で新規に導入された透析患者数は，148人(0.03％)と，平成25年度の232人(0.05％)から徐々に減少がみられています。人口あたりの透析患者数が全国でもワースト1，2位を争う熊本県としては，これを画期的な成果として，これまでの取り組みが評価されているところです。

　高血圧領域でも，このような取り組みができればよいと思っています。

（成瀬　正浩）

チーム医療を成功させるコツ

　私は，CKDという概念がない1999年から腎臓病のチーム医療を行っています。高血圧はCKDに合併しやすく，ともに自覚症状に乏しく放置すると相互に悪循環をきたして進行しやすい反面，病勢が数値でわかりやすく(血圧，eGFRなど)，ご自分で治療に参加(生活習慣の修正など)できる余地が大きいため，患者さん・ご家族，医師，多職種医療職によるチーム医療が必須と考えています。

　当院チーム医療の要点は，知るは力なり(疾患の正しい知識を得る)・継続は力なり(得た正しい治療法を続ける)・仲間は力なり(正しい治療法をご家族・多職種医療職で支援する)です。

　上記チーム医療の実践には，チーム間での①疾患に関する知識・技能の標準化，②患者さん・ご家族に関する緊密な情報共有が必要です。①に関しては，院内勉強会などを行います。②に関しては電子カルテ上での情報共有を行い，管理栄養士には栄養指導指示で状況を伝え，診察時に陪席いただき状況を直接見学していただきます。近隣薬剤師とは，電話・FAX・対面により情報を共有し服薬遵守度を確認します。

　患者さん・ご家族は医師に言えない本音をスタッフ(事務員，近隣薬剤師含め)に漏らすことが少なくなく，その報告を診療に反映させると"すべらない医療"が実践できます。チーム医療が機能するためには，日頃から医師・スタッフ間で物が言いやすく風通しの良い雰囲気作りをしておくことが大切です。

（磯崎　泰介）

家庭血圧手帳を介した医療連携

　高血圧治療を行っている医師に「高血圧治療をするうえで困っていることはありませんか」と聞きとりアンケートを行った（巻末付表2）。町内のかかりつけ医から「困ることはほぼない」と回答をいただいた。外来看護師からは「高血圧患者さんのほとんどが家庭血圧手帳を持参してくれている」と教えてもらい，逆に「どこもやっていることは同じなのでは？　他は違うの？」と聞かれた。

　以前はまったくそうではなかった。平成20年度に健診時の血圧測定で高血圧が疑われる受診者を対象に，家庭血圧測定の実態把握を行った。住民から「健診のときだけ血圧が高い」，「症状がないから大丈夫」，「薬は飲みたくない」，「血圧の薬を飲んでいるから大丈夫」といった発言が聞かれ，家庭血圧測定が正しく行われていない実態がみえてきた。"住民が納得して高血圧治療を続けられること"を目指した高血圧対策の取り組みが本格的に始まった。その1つが家庭血圧手帳を介した医療連携である。それまでの，保健師が「血圧が高いので病院を受診してください」とお手紙（依頼書）を渡すだけの受診勧奨を改め，住民の疑問や納得していない発言に応えられる保健指導の力量形成に努めている。現在，老人医療費が全国上位だった町は予防活動の取り組みによって後期高齢者1人あたりの医療費が全国平均を下回り，医療保険だけでなく介護保険にも成果が出ている（図1，図2）。

　今年春，高血圧治療ガイドライン2019をもとに町が独自に作成している家庭血圧手帳の改訂を行った。改訂した手帳は町内医療機関に配布し，7月の健診では血圧手帳を用いて受診者一人一人と降圧目標の確認を行った。健診受診時には多くの住民が家庭血圧手帳を持参する。病院通院者は通院時に手帳を主治医に提出する習慣が定着し，健診では血圧が高くなることを知っている住民は健診前2週間の測定記録をつけて持参する。そのため，普段の血圧値を把握している住民が多く，保健師が「4月にガイドラインが5年ぶりに見直されて，降圧目標が厳しくなったの」と手帳にある降圧目標の基準を指し示すと，住民からは「10 mmHgも低くなったのか」，「厳しいなぁ」の感想とともに「下の値が高いな」，「朝が高い」，続けて「どうしたら下げられるか」，「血圧が高いときだけ薬を飲んでいる。それで問題ないか」などの発言が返ってきた。高血圧など生活習慣病の解決は痛みや日常生活に支障が出てきたときに，それを解決するために行う受診行動とは異なり，住民自身が身体の状態や重症化がイメージできることで問題に気づき，その原因は何か，どうしたらよいかといった

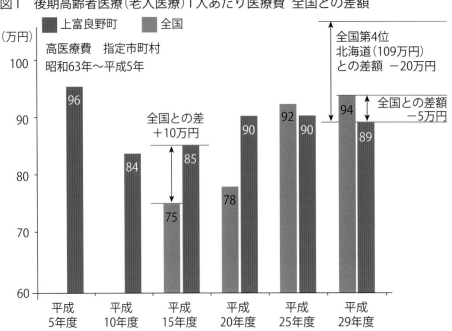

図1　後期高齢者医療（老人医療）1人あたり医療費　全国との差額

（北海道後期高齢者医療広域連合）

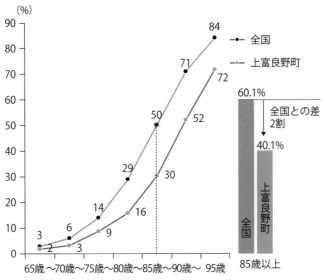

図2　年齢階層別　要介護認定率の推移

（上富良野町介護保険事業報告　令和元年7月末，総務省統計局人口推計および
介護給付費実態調査　平成29年10月審査分）

意識が生まれて可能となる。

　この原稿を書いている最中，同僚保健師から「高血圧冊子（暫定版）の読み合わせ学習をしていてよかった」と声をかけられた。住民が主治医から降圧薬を1剤増やすと言われ不信感を抱いている発言があったこと，そこで読み合わせ学習を思い出し，住民に1剤では目標とする血圧まで下がらない場合があることなどをお話ししたところ，「先生は考えてくれているんだな。次の受診のときには薬を出してもらう」と言ってくれたとの報告であった。住民の疑問や納得できていない発言のなかにある本質をとらえ，"高血圧問題を解決するのは住民自身である"ことを貫く質の高い保健指導（健康学習）を実践できるために，必要な学習と保健指導の実践を繰り返しながら，地域の高血圧の解決を目指していきたい。

医師も高血圧診療に困難を感じている

　かかりつけ医アンケートの結果をみると，かかりつけ医の84.6％（955人）が「高血圧治療（薬物療法）で困っている」と回答していることに驚きを感じます。具体的には，「患者さんが一生薬を飲むのを嫌がる」，「自覚症状がないので薬を飲みたがらない」などがあげられています。また，テレビや週刊誌などマスコミの影響を受け，「かかりつけ医よりも芸能人のほうが影響力が大きい」などもあげられています。さらに，「薬物療法を始めても医師の指示どおり飲んでもらえないこと」に39.0％（372人）のかかりつけ医が苦労していますが，具体的には，「服薬を中断する」，「飲み忘れが多い」，「今日は調子がいいから飲まないで様子をみよう」などと自己調整する」など，アドヒアランスの不良があります。

　アドヒアランスの不良，降圧治療に積極的になれない要因の一つには，高血圧は自覚症状がないため，薬を飲み続けるモチベーションを保つのが難しいことがあげられます。アンケートの回答のなかには，「啓発の説明会，家庭訪問を増やしてほしい」という希望もありましたが，かかりつけ医が自治体と連携して，保健師や管理栄養士による保健指導を有効に活用することも1つの方法だと思われます。また，住民の健康増進のために国保データベース（KDB）システムを活用することもアドヒアランス向上に有効と考えられます。KDBには，各市町村の健診やレセプト，介護のデータなどが登録されており，地域の現状把握や健康課題を明確にすることができるほか，治療中断者の抽出・早期介入にも活用できます。

多職種連携による生活習慣の是正を

　高血圧治療について，かかりつけ医の95.2％（1,075人）が生活習慣の是正が必要と考えており，具体的に最も多い指導内容は"減塩"です。しかし，「本当に減塩できているかわからない」，「具体的にどのように減塩指導をしたらよいかわからない」と困っています。また，「管理栄養士が施設にいない」，「指導の時間がとれない」というかかりつけ医もいます。これらの対策の一つとして，多職種連携があげられます。かかりつけ医が生活・栄養指導に費やす時間やスタッフがいないのでできないと困っている一方で，行政で働く保健師・管理栄養士のなかには医師から依頼があればぜひ患者指導をしたいと考えている方も少なくありません。お互いのニーズは合致しているにもかかわらず，かかりつけ医と地元の市町村の保健師・管理栄養士は日頃接点がないため，お互いもどかしく思っているのです。

家庭血圧測定の普及

　高血圧治療ガイドライン2019においても家庭血圧の重要性が説かれていますが，かかりつけ医にも浸透し92.8％（1,048人）がその意義を認識しています。血圧は常時変動し，月1回，病院で測定する血圧はピンポイントの値でしかなく，白衣高血圧や仮面高血圧もおこりうるので，家庭で定期的に測定するほうが正しく血圧を評価できます。しかし，アンケートの回答では「家庭に血圧計がない」，「血圧計があっても測定してくれない」，「正しいタイミングで測定してくれない」などに困っています。血圧計がない方への対策としては，自治体によっては市町村保健センターから貸し出しをしているところもあります。測定タイミングについては，血圧手帳や家庭血圧を記入するスマートフォンアプリの活用も対応策の一つです。

チーム医療で高血圧パラドックス解消を

　患者さんは十人十色で，個々に適した治療に前向きになるための対応策があり，その引き出しを多くもっている保健師・管理栄養士は上手に患者指導に結びつけてくれます。いろいろな対応策を取り揃え，多職種を巻き込んで総合的に取り組み，チーム医療を推進することが高血圧パラドックスの克服につながると期待されます。

（中川　直樹）

付表1 「高血圧住民アンケート」結果

「高血圧住民アンケート」実施の経緯

　このアンケートは，高血圧パラドックスの解消を目指し，住民の高血圧に対する意識や考え方，疑問などを把握することを目的に，「保健活動を考える自主的研究会」が2016年8月，特定健診でⅡ度以上の高血圧かつ血圧未治療の方で同意を得られた1,692名を対象として実施した。

アンケート回答数：1,692名（平均年齢：65.7歳）

問1　高血圧の薬を飲んでいますか

番号	項目	回答数	割合
1	飲んでいる	694	41.0
2	高血圧は知っていたが，飲んだことがない	679	40.1
3	中断している	214	12.6
4	高血圧と知らなかった	97	5.7
5	未記入	8	0.5

問2　薬の服薬について
※問1で「服薬あり」と回答した者

番号	項目	回答数	割合
1	忘れることなく飲んでいる	611	88.0
2	1～2度/週忘れる	62	8.9
3	半分程度忘れる	10	1.4
4	時々，飲む	11	1.6
5	未記入	0	0.0

問3　飲むことを中断したのはなぜですか
※問1で「中断」と回答した者

番号	項目	回答数	割合
1	医師から飲まなくてよいと言われた	58	27.1
2	服薬や通院を忘れ，なんとなく中断している	42	19.6
3	血圧が下がったので，もう必要ないと思った	37	17.3
4	薬を飲んで調子が悪くなった	33	15.4
5	血圧が下がらなかった	34	15.9
6	薬の副作用が心配になってきた	29	13.6
7	薬代が負担になった	13	6.1

（その他）

1　「治ったら飲まなくてもいいようになるのか」聞いたら，医師より「一生飲まないといけない」と言われたから。
2　医師に内服しなければ死ぬと言われ，本当に死ぬか確かめたかった。
3　以前血圧値が高いときに飲んでいたが，現在は高くないのでやめている。
4　測定値は日によって変動する。
5　効果がかなりあるなら，服用する。
6　緊張したときだけ高くなるので，飲まなくてよいと言われた。
7　薬はよくないので，どたんばにならないと飲みません。痛くて仕方ないなら飲む。
8　薬はなるべく避けたい。体も動かしているし大丈夫かなと思った。緊張すると血圧が上がるので医師も難しいと言われた。
9　薬を飲まずに血圧を下げる医師の講話（CD）を聴いた。
10　症状がなかったので中断した。
11　家で測定して高くないのでやめた。
12　知り合いから薬を飲むことはよくないと言われた。
13　忙しくて薬を取りに行けない。
14　飲めと言われたが，もらいに行くのがおっくうだった。
15　内服や血圧測定が面倒になった。
16　トイレの回数が多くなった。
17　ふらふらした。これ以上飲み続けると体がおかしくなると思った。
18　病院が変わり今の主治医から薬について何も言われていない。
19　一旦中断すると，先生に叱られると思い，後ろめたさがあり足が遠のく。先生は実際は言わないと思うが。

問4　自宅に血圧計を持っていますか

番号	項目	回答数	割合
1	はい	1,490	88.1
2	いいえ	197	11.6
3	未記入	5	0.3

問5　自宅で血圧を測りますか
※問4で「持っている」と回答した者

番号	項目	回答数	割合
1	時々，測る	627	42.1
2	定期的に測る	629	42.2
3	測らない	234	15.7
4	未記入	0	0.0

問6　血圧の記録をしていますか
※問5で「定期的に測る」と回答した者

番号	項目	回答数	割合
1	いる	528	83.9
2	いない	99	15.7
3	未記入	2	0.3

問7　自宅や通院中の診療所や病院で測定する普段の血圧はどの程度ですか

1）収縮期血圧

番号	項目	回答数	割合
1	180以上	32	1.9
2	160〜179	158	9.3
3	140〜159	564	33.3
4	100〜139	775	45.8
5	100未満	3	0.2
6	わからない	122	7.2
7	未記入	38	2.2

2）拡張期血圧

番号	項目	回答数	割合
1	110以上	23	1.4
2	100〜109	120	7.1
3	90〜99	318	18.8
4	90未満	1,039	61.4
5	わからない	104	6.1
6	未記入	88	5.2

問8　健診時の血圧は少し高めでしたが，この血圧の値をどう思いますか

番号	項目	回答数	割合
1	もう少し下げたい	677	40.0
2	体の調子が悪くないので気にならない	481	28.4
3	普段は高くないので，気にならない	466	27.5
4	先生から「血圧は問題ない」と言われているので気にならない	286	16.9
5	測るたびに血圧は変わるので，どれが本当かわからないから気にしない	251	14.8
6	いつもの血圧と同じ値だから気にならない	185	10.9
7	よくわからない	109	6.4
8	この血圧がちょうどよい	69	4.1
9	少し高いが，血圧を下げると調子が悪くなるので，仕方ない	26	1.5
10	もう少し高いほうがよい	4	0.2

（その他）

1　若い頃から高めと言われているから気にしていない。
2　保険の見直しをした。週3回サウナで下がると思う。
3　他にもっと高い人がいる。
4　病院や健診だと高くなる。
5　どこの病院に行ったらいいかわからない。
6　たまに高くなるので気にならない。
7　人にはいろいろ体質があり，自分にはこの血圧が必要。
8　内服しているから大丈夫。
9　年をとっているんだから当たり前。
10　高くてびっくりした。
11　主治医からまあまあと言われているので，あまり気にならない。
12　自覚症状がない。180でもなんともない。
13　緊張・ストレスにより血圧高くなる。
14　気にしないようにしている。
15　お酒を飲むと上がったり下がったりするが血圧が原因かわからない。

　付表1　「高血圧住民アンケート」結果

問9　血圧を下げるために何をしようと思いますか
　　　※問8で「もう少し下げたい」と回答した者

番号	項目	回答数	割合
1	食塩の摂りすぎに気をつける	499	73.7
2	体重を減らす	324	47.9
3	運動を始める（運動量を増やす）	275	40.6
4	かかりつけ医の先生に相談する	196	29.0
5	血圧の薬の飲み忘れに気をつける	135	19.9

（その他）

1　わかっていても行動するのは難しい。
2　らっきょうを毎食食べるようにした。血圧にもいいようなことを聞いたことがあるような気がして。
3　野菜を多めに摂ること。
4　テレビで血圧が10 mmHgくらい下がると聞いた酢しょうがを試そうと思う。
5　漬物の摂りすぎには注意している。
6　玉葱を食べて血液サラサラにする。
7　ストレスコントロール。
8　サプリメントを飲んでいる。
9　黒酢を飲む。
10　薬を飲んで下げるしかないか。
11　禁煙した。
12　アルコール量を減らす。
13　自宅での測定を継続する。

問10　「減塩や運動，減量など生活習慣を改善しても血圧が高い人は薬を飲んで血圧を下げたほう
　　　がよい」と言われていますが，どう思われますか

番号	項目	回答数	割合
1	薬を飲み始めると一生飲まなければならないと言われるので，飲みたくない	529	31.3
2	1種類くらいの血圧を下げる薬であれば，飲むのも仕方ない	532	31.4
3	薬以外の方法で血圧を下げるほうが体に良いと思うから飲みたくない	356	21.0
4	血圧が下がるまで，薬の種類を増やすことも仕方ない	334	19.7
5	副作用が心配なので薬は飲みたくない	206	12.2
6	サプリメントで血圧を下げるほうがよいと思うので薬は飲みたくない	58	3.4

（その他）

1　野菜を食べてやせれば大丈夫と思う。
2　乳酸菌飲料を飲んでいる。薬は必要ない。
3　民間療法で下げたほうがいいと思うので飲みたくない。
4　保険にもかかわるので薬は飲みたくないです。
5　服薬調整が難しいと聞いているから飲みたくない。
6　病院任せ。
7　病院の測定値のみ高いだけで，服薬を勧められていない。
8　病院で癖になるから飲まないほうがいいと言われた。
9　白衣高血圧と言われ，家での血圧は低いため必要なし。
10　飲んでも下がらない人がいる。
11　飲み始めるまでは自分よりもっと高い人がいるのでこの程度では大丈夫だと思っていた。
12　倒れるのは怖いので飲めと言われるなら飲む。
13　そばは血圧を下げる効果があると聞いて実行し効果が出た。
14　先生から本当に薬が必要と言われたら飲むがそうでなければ飲まない。
15　黒酢カプセルを毎日飲んでいる（健康に良いと言われているから）。

問11　高血圧の場合，食塩摂取量を減らすことが勧められていますが，減塩について
　　　どう思われますか

番号	項目	回答数	割合
1	減塩をしている	1,090	64.4
2	減塩食では美味しくないので実行に移せない（できない）	234	13.8
3	自分で食事を作らないので減塩ができない（「外食が多い」も含む）	121	7.2
4	減塩をしたいがどうしたらよいかわからない	102	6.0
5	減塩をすると元気がなくなるような気がして減塩をしたくない	53	3.1

（その他）
1　もともと薄味。
2　働くには塩気ないと動けない。
3　熱中症が心配なのでしないほうがよい。
4　糖尿病もあり，気にせず食べている。
5　妻が減塩に気をつけた調理をしてくれている。
6　制限するよりストレスなく過ごしたい。
7　減塩をしたい気持ちはあるが，行動に移せない。
8　減塩の意識はあるが，家族からはまったく減塩になっていないと言われる。
9　減塩しているつもり。

問12　高血圧の場合，太っている人では，体重を減らすことが勧められますが，減量について
　　　どう思いますか

番号	項目	回答数	割合
1	太っていないので不必要	772	45.6
	※上記回答者のうちBMI 25以上	23	3.0
2	やせる努力をしているがやせられない	318	18.8
3	やせたいと思うが，行動に移すのが面倒である	251	14.8
4	運動をする時間がとれない，膝が痛くなるなどの理由で，運動はできない	188	11.1
5	体重を落としても血圧が下がるとは思えない	104	6.1

（その他）
1　服薬開始後太った。
2　農業していて汗をかくし，夏は体重が3〜5 kg減るから。冬には戻るけど。
3　運動の種類が多く，減量のためにどれがよいかわからない。/仕事（農業）で動いてるため，
　　必要ないと思う。
4　今の体重がベストだと思う（BMI 25.4）。

問13　高血圧の人が「定期的に運動をする」と血圧が下がると言われていますが，運動についてど
　　　う思いますか

番号	項目	回答数	割合
1	運動は定期的に行っている	678	40.1
2	運動をしたほうがよいと思うが，忙しくて運動をする暇がない	360	21.3
3	運動はしたほうがよいと思うが，面倒で，運動の時間をとっていない	302	17.8
4	運動をしたいが，膝（その他）が痛くて運動ができない	210	12.4
5	運動をすることで血圧が下がるとは思わないので運動をしようとは思わない	63	3.7

（その他）
1　畑仕事が運動だと思っている。
2　心筋梗塞後なので運動は不安。
3　内服により低血圧気味で運動するとしんどい。

問14　血圧に関して医師から言われたことについて

番号	項目	回答数	割合
1	血圧が高いまま放置しておくと，脳卒中や心筋梗塞，慢性腎臓病をおこす可能性が高くなる	374	22.1
2	血圧を下げるために薬を飲んだほうがよい	656	38.8
3	特に言われたことはない	475	28.1
	血圧は心配ない	260	15.4
4	※上記回答者のうち，Ⅱ度高血圧以上	39	15.0
	※血圧値未記入または不明	50	19.2
5	薬の作用（どの部分に働いて血圧を下げるかなど）の説明	98	5.8

（その他）
1　血圧の薬はずっと飲むからどうしますか？　と先生に言われているので断っている。
2　薬剤師から薬の説明を受けた。
3　冬だけ薬を飲むかと言われた。
4　父母，兄も高血圧なので注意しないといけない。
5　透析になるか薬を飲むかと言われた。
6　ちょっと高いけどまぁOK。
7　ストレスをためこまないようにしましょう。不眠にも注意するようにしましょう。
8　心電図と腎機能低下は血圧の影響。心臓にもよく効く薬にした。まずすぐ下げる薬にした。
9　自律神経のせいで高くなる。
10　自己測定で持続的に高血圧なら服薬を。
11　減量で降圧しよう。
12　減塩するように。
13　血管を傷つけるのでこのままではよくない。
14　血圧のパンフレット渡されただけ。
15　血圧が高いときでも「変わりないね」と言われる。
16　記録内容をみると神経質な性格だね。
17　下の血圧を下げる薬はない。冬場を避けて血圧測定を。

付表2 「高血圧かかりつけ医アンケート」結果

「高血圧かかりつけ医アンケート」実施の経緯

　このアンケートは，高血圧パラドックスの解消に向けてチーム医療の充実を目指し，「かかりつけ医が高血圧患者の診療において困っていること」を知ることを目的に，「保健活動を考える自主的研究会」が行った。実施期間は2018年4～5月，全国31都道府県の市町村保健師・管理栄養士などが各地域のかかりつけ医を訪問し，アンケートへの協力に同意いただいた医師1,129名を対象に行った。

アンケート結果

市町村＋事業所	287	
回答数	1,129	
困っていることはない	91	8.1%
困っていることがある→アンケートに協力ください	1,038	91.9%

問1　高血圧治療（薬物療法）を行ううえで困ることはありますか？

ない	124	11.0%
ある	955	84.6%
問1-1　具体的にどのようなことですか？		
一生続けて飲まなくてはいけないから，飲みたくない	579	60.6%
自覚症状に頼り，飲みたがらない	486	50.9%
薬に対する偏見や副作用を心配する	426	44.6%
マスコミの情報やサプリメントを重視する	401	42.0%
その他	205	21.5%
問1-2　薬を開始しても指示どおり飲んでもらうことに苦労を感じますか？		
苦労していない	167	17.5%
苦労している	372	39.0%
どちらともいえない	494	51.7%
問1-3　具体的にどのようなことですか？		
中断する（受診しなくなる）	568	65.6%
指示どおりに飲めていない，飲み忘れが多い	521	60.2%
自己調整する（家庭血圧や自覚症状に合わせる）	510	58.9%
受診しなくなっても気づかない（気づけない）	206	23.8%
受診しなくなっても，勧奨はできない	185	21.4%
その他	140	16.2%

問2　高血圧の治療を行ううえで，生活習慣の是正は必要だと思いますか？

必要ないと思う	5	0.5%
必要だと思う	1,075	95.2%

問2-1　生活習慣の是正の指導をされていますか？

指導していない	7	0.7%
指導している	997	92.7%
どちらともいえない	80	7.4%

問2-2　具体的にどのようなことをされていますか？

減塩指導	1,014	94.2%
体重管理	872	81.0%
運動	789	73.3%
禁煙	724	67.2%
節酒	494	45.9%
睡眠	391	36.3%
ストレス	376	34.9%
その他	128	11.9%

問2-3　減塩指導を行うにあたり，苦労されていることはありますか？

苦労していない	96	9.5%
苦労している	574	56.6%
どちらともいえない	382	37.7%

問2-4　具体的にどのようなことですか？

本当に減塩できているかわからない（目標を達成できているか判断が難しい）	720	75.3%
実践してくれない	371	38.8%
栄養士が施設にいない	242	25.3%
指導のための時間が取れない	189	19.8%
どのように指導したらいいかわからない	74	7.7%
指導する媒体がない	57	6.0%
その他	162	16.9%

問3　家庭血圧測定に関することを教えてください

問3-1　高血圧の診断・治療を行ううえで，家庭血圧を重視していますか？

重視していない	25	2.2%
重視している	1,048	92.8%

問3-2　家庭血圧を記録して，診察時に持参してもらううえで苦労を感じることはありますか？

苦労していない	393	37.5%
苦労している	277	26.4%
どちらともいえない	387	36.9%

問3-3　具体的にどんなことですか？

血圧計を持っていない	352	53.0%
家庭血圧測定をしてくれない	338	50.9%
血圧手帳を持参してくれない	233	35.1%
家庭血圧測定を正しく測定してくれない（回数，タイミング，上腕式，記録の有無など）	215	32.4%
その他	183	27.6%

索 引

＊　＊　＊